U0324300

女人不老

协和专家教你科学抗老

陈蓉 著

科学技术文献出版社
SCIENTIFIC AND TECHNICAL DOCUMENTATION PRESS
·北京·

图书在版编目（CIP）数据

女人不老：协和专家教你科学抗老 / 陈蓉著 . —北京：科学技术文献
出版社，2023.2
ISBN 978-7-5189-8452-7

Ⅰ.①女… Ⅱ.①陈… Ⅲ.①女性—抗衰老—基本知识 Ⅳ.① R173

中国版本图书馆 CIP 数据核字（2021）第 201898 号

女人不老：协和专家教你科学抗老

责任编辑：王黛君　吕海茹　产品经理：张金蓉　责任校对：张吲哚　责任出版：张志平

出 版 者　科学技术文献出版社
地　　址　北京市复兴路15号 邮编 100038
编 务 部　（010）58882938，58882087（传真）
发 行 部　（010）58882868，58882870（传真）
邮 购 部　（010）58882873
销 售 部　（010）82069336
官方网址　www.stdp.com.cn
发 行 者　科学技术文献出版社发行　全国各地新华书店经销
印 刷 者　北京联兴盛业印刷股份有限公司
版　　次　2023 年 2 月第 1 版　2023 年 2 月第 1 次印刷
开　　本　700×980　1/16
字　　数　273 千
印　　张　19.75
书　　号　ISBN 978-7-5189-8452-7
定　　价　65.00元

自 序

调好妇科内分泌，让女性保持健康美丽

　　"我是一名妇科内分泌医生"，当我作这样的自我介绍时，经常会遇到不解的目光。妇科内分泌是医学领域中非常小的一个分支，也是相对新兴的学科，很多人对之不甚了解，尤其"内分泌"这几个字进一步增加了其神秘性。大家可能听到过这种说法，"我内分泌不怎么好，想调理调理"，这种情况下，似乎内分泌又与保健有某种联系。

　　要介绍妇科内分泌，首先要介绍什么是内分泌。内分泌是相对于外分泌的一个名词。胆囊分泌胆汁是典型的外分泌，由导管将胆囊分泌的胆汁传输出来；而内分泌腺体所产生的物质不经导管而直接分泌于血液或体液。正是由于这种不经导管、远程作用，使得内分泌系统蒙上了一层神秘的面纱，理解内分泌系统确实有点难度。

　　内分泌腺体分泌的物质称为激素。激素是源自英文 hormone 的翻译，这个词也被翻译为荷尔蒙。人体内的激素有很多种，大家熟悉的有甲状腺激素、生长激素、糖皮质激素、性激素等。一个有意思的现象是，在中文中提到荷尔蒙时常常特指性激素，说到内分泌紊乱往往特指女性的性激素紊乱。

　　妇科内分泌是专注于女性性激素的生理和病理的一门学科。与妇科内分泌相关的腺体中最核心的是卵巢，卵巢分泌包括雌激素、孕激素、雄激素在内的性激素。性激素正常分泌是女性健康的基础，一方面，女性正常

发育、孕育后代离不开性激素；另一方面，性激素与女性的皮肤、毛发、身材、骨骼甚至心血管健康都密切相关。雌激素和孕激素周期性有序地作用在子宫内膜上，使子宫内膜周期性地生长、剥脱，形成月经。月经是妇科内分泌的重要标志，可以将之称为妇科内分泌的晴雨表，因此青春发育、月经、生育以及更年期相关的问题，可以来妇科内分泌门诊。

作为一名妇科内分泌医生，我甚至认为妇科内分泌对女性而言无处不在，女性一生的健康都离不开妇科内分泌。通常来讲，大家都希望能够健健康康、远离医院，尽量少与医生打交道。但因为妇科内分泌的特殊性质，哪怕只是为了更加健康，比如顺利度过更年期，大家还是应该适时来咨询一下妇科内分泌医生。从这个角度上来讲，妇科内分泌确实有涉及保健、保养的一面。

二十多年在妇科内分泌领域的深耕，让我发现大众对妇科内分泌的基本知识了解太少，并存在很多误区，这影响了很多女性的健康，甚至改变了她们的人生轨迹。作为接受过最好的医学教育，并且在中国最好的医院工作的医生，我深感自己有责任进行妇科内分泌知识的普及工作。

医学知识庞杂，自有一套体系和术语，要把医学知识准确无误地分享给大众，还要让教育背景、文化传统、认知有极大差异的大众愿意看，并且能够看懂，绝不是一件容易的事情。好的科普不拘于形式，不同的媒介有各自的受众。近年来我尝试利用包括面对面的科普讲座、公众号文章、电视节目、电台采访、短视频、视频号（我在这些平台的名字都是"妇泌医生陈蓉"）在内的多种形式积极进行相关知识普及，收到了不错的效果。这些科普形式的普遍特点是单个主题、独立存在，这是优势，便于大家短时间迅速了解一个知识点，但也是劣势，因为不够系统。后来为了弥补这个缺陷，我做了每集 10 ~ 20 分钟的系列视频课，比较系统地介绍妇科内分泌基本知识、月经异常、女性保健及更年期知识，得到了很多女性朋友的肯定和支持。

后来，朋友们鼓励我用书籍进行科普，这样可以更系统、更深入。我自己一直对文字有很强烈的敬畏心，对于同样的内容，口头讲我会更得心应手，但是要变成文字，对我而言就困难一些。我的第一本科普书《更好更年期》是请我的好朋友——科普专家许秀华老师与我共同创作的，那本书一经推出得到了众多女性读者和多位妇科内分泌医生的肯定。许秀华老师告诉我，要尽量突破文字对自己的束缚，在她的鼓励下，才有了现在这本我独立创作的《女人不老：协和专家教你科学抗老》。

这本书以系列视频课的内容为基础，经过适当增删。在组建全书的架构时，我假设对面是一群女性，那么请她们按照年龄排队，依次读取自己最相关的章节。先从每一位女性都要面对的月经开始，介绍女孩子的日常生活护理知识，然后讲生育及避孕的相关问题；接下来就到了卵巢功能开始衰退的阶段，从卵巢早衰讲到正常年龄发生的卵巢衰退，即绝经与更年期。在这本书中，我除了科普妇科内分泌的知识，还对女性朋友们关心的皮肤护理、饮食、运动、睡眠等多个问题进行了介绍。这本书的最大特点是行文风格上保持了一定程度的口语化，希望这样的方式能够让大家更容易看进去。

这本书书名的拟定几经波折。一个好的书名要能够吸引读者的关注，并且能够准确反映书的内容。前面讲到，这本书是一本妇科内分泌的科普书，面对的对象是从青春少女到更年期、绝经后的女性，范围非常广泛。要找到能够吸引年龄跨度这么大的女性人群的共同话题作为书名，真的挺不容易的。

如果要用一个比喻来形容女性，那么花朵无疑是最合适的。妇科内分泌是女人花能顺利盛开的必不可少的养分。一旦妇科内分泌失调，则会给女性带来灾难性的影响：面部长痤疮，皮肤变粗糙，美丽容颜不再，身材发福，失眠严重，还有可能影响生育。一名女性要想保持健康美丽，只靠外在的护肤保养是远远不够的，或者说，这是治标不治本。只有重视妇科内分泌，调理好妇科内分泌，才能让女性的身体由内而外地保持健康美丽。

如果说长生不老是人类的梦想，那么男性追求的是"长生"，而女性更关注"不老"。女人都是爱美的，都想尽可能地延长花期，许多女性花了不少时间、精力和金钱，在化妆、护肤、美容上，但效果并不尽如人意，甚至得不偿失。

我本人并不抗拒衰老，我欣赏的是坦然接受岁月的馈赠、与岁月和解的人生态度。我享受当下，喜欢优雅、知性、慢慢老去的形象。很多女性来到妇科内分泌门诊，希望调理内分泌、延缓衰老。妇科内分泌是否真的能让女性延缓衰老呢？女人花在少女时含苞待放，在巅峰时绚丽绽开，都离不开妇科内分泌。身体健康是外表美丽的基础，从这个角度来看，妇科内分泌确实能帮助女性延长花期，让她们在某种程度上实现"不老"。这本书的编辑老师时常跟我说，我与衰老和解的态度同女性朋友们对年轻态的追求并不矛盾，不老是对女性朋友们的良好祝愿。最终，我们达成共识，为本书取了"女人不老：协和专家教你科学抗老"这个名字，希望这个书名能够吸引女性朋友们关注并打开此书，希望大家通过阅读这本书达到身心健康、延缓衰老的目标。

感谢所有在我成长道路上给予帮助的师长、同道和朋友们，同时还要感谢家人的支持。我的先生以一名非医疗专业人士的身份，试着模拟女性读者的心理和视角，对全书进行了通读并提出了宝贵的建议。我的孩子作为一名刚刚进入医学院大门的医学生，给本书提出了很多很好的建议。最后要感谢所有支持我的粉丝。

由于医学发展迅猛，加之本人学识和经验所限，书中难免存在不妥之处，欢迎广大读者及同道不吝赐教，欢迎发送邮件至 chenrongpumch@163.com。诚挚感谢！

2022 年 6 月于北京

目　录

Part 3　科学备孕，轻松度过孕期，
做漂亮辣妈

Part 4　调节内分泌，预防"早衰"，
保持年轻态

Part 5

正确应对更年期，
做不老女神

Part 1

月经是女性
健康的晴雨表

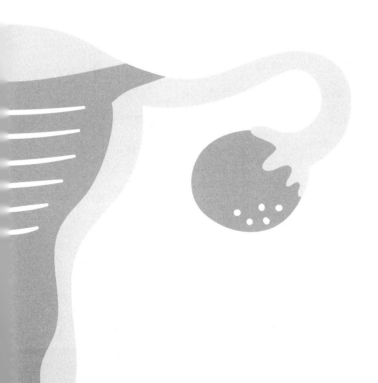

如何自测月经是否正常？

女性和月经的关系，如此密切，又如此微妙。

人们对月经的称呼非常多，有人直截了当地称之为"月经"，有人说"大姨妈""月事""好朋友""例假"，或者说"来红了""来事儿了"，有人会更隐晦地说"来那个"了，还有一些人会说得更文绉绉一点——"生理期"。在古代的文学作品中，关于月经还有一个专门的词叫"小日子"。

当一个小姑娘去跟体育老师请假，说"来那个"了，不能跑步了，即使体育老师是男性，通常也能立即心领神会。

我们赋予月经如此多的称呼，不仅因为月经跟女性的关系非常微妙，还因为月经非常重要，是女性健康的晴雨表。

每一个女孩子，发育到一定程度，月经就很自然地来了。月经伴随着女人生命中最美好的一段时光。女性到了50岁前后，月经会永久地停止，也就是通常所说的"绝经"。

从现在开始，让我们来全面地认识月经吧。

▌月经是怎么来的？▌

来月经看起来很简单，似乎是女孩子到了一定年龄就会自动发生。但事实上，当我们了解了身体内在的变化，会发现月经的正常来潮并不容易，它涉及多个器官的协调运转（图1）。

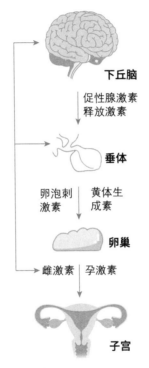

图1　女性生殖系统调控示意

非医学专业的读者，看到这张图也许会开始犯蒙，觉得太复杂了。

我想通过这张图，让大家明白，来月经绝不是有子宫就可以了。

月经来潮的总指挥是大脑皮层，大脑皮层控制下丘脑，下丘脑通过促性腺激素释放激素（GnRH）作用到脑垂体前叶，垂体前叶分泌卵泡刺激素（FSH）和黄体生成素（LH），卵泡刺激素和黄体生成素作用到卵巢，指挥卵巢分泌特殊的激素——雌激素和孕激素。雌激素和孕激素周期序贯协调作用，共同作用于子宫内膜。子宫内膜在有序变化的雌、孕激素的作用下周期性地生长、脱落。所谓"月经"，本质是脱落的子宫内膜经过阴道排出来。

女性的生殖系统很特殊，其解剖结构如图2所示：

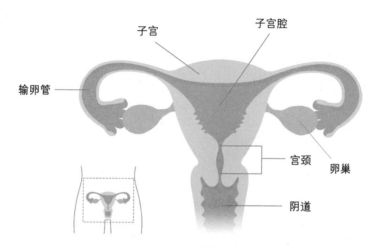

图2　女性内生殖器正面观

中间是子宫，两边柔软的管状结构是输卵管，卵巢与输卵管离得很近，位于输卵管的下方，子宫下方通过宫颈跟阴道相连，最外面是外阴。

怎样才能有正常的月经来潮呢？

首先需要内分泌正常。也就是卵巢功能正常，并且卵巢的"上级"——大脑、下丘脑、垂体，能够正常释放信号。

然后还要有完好的解剖结构。有子宫，有子宫内膜，还有顺畅的流出通道，即宫颈和阴道。

怎样才是正常的月经？

判断月经是否正常，需要结合很多要素。在恰当的年龄初潮（多数在12～14岁），在恰当的年龄绝经（多数在50岁左右），每次月经期没有特殊的不舒服，这些都是正常月经的基本标准。

除此之外，还要通过以下4个要素来衡量月经是否正常：

1. 月经周期规律；

2. 周期长度在一定范围内；

3. 经期长度在一定范围内；

4. 经量适当。

月经周期与经期

什么叫月经周期？什么叫经期？

月经周期是此次月经出血的第1天到下次来月经的第1天所间隔的时间长度。

正常的月经周期应该是规律的，即从这次的行经日期可以推测到下次月经来潮的时间。行经时间跟预测的时间相比，略有差异是可以接受的，但前后差别不应该太大。一年中最长周期与最短周期长度差异在7天以内，均属于月经规律。如果是在25岁以前或者42岁以后，这个标准还可以进一步放宽到9天。如果长达6个月都不来月经，就是闭经。

正常的月经周期应该是多长呢？月经，顾名思义，应该是以月为单位。妇科领域的"月"，最标准的长度是28天。

那么，是不是只有28天才是正常的，26天或者32天就不正常了吗？当然不是。

月经周期长度在24～38天，都属于正常。

如果月经周期长度超过38天，称为月经稀发；如果月经周期长度短于 24 天，称为月经频发。

与月经相关的时间轴如图 3 所示：

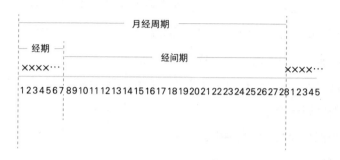

图 3　月经周期、经期示意

一个完整的月经周期，包括经期和经间期。

经期是指出血的时期，如图 3 所示的"××××…"这段时间。图中标示"×"的部分代表月经量比较多的日子，标示"…"的部分则代表月经量比较少的日子。

经期的经量和长度也是衡量月经是否正常的重要标准。经量存在较大的个体差异，经量在 5 ～ 80 毫升均为正常，但很少有人有机会测量月经血量，所以目前更主张用主观感受来定义月经血量。如果经量多到影响日常生活，比如，经期不敢穿浅色裤子，就可视为月经过多。有的人经期长达 7 ～ 8 天，有的人可能 3 ～ 4 天就结束了。国际上关于月经的最新指南认为，经期 ≤ 8 天视为正常。如果月经经期超过 8 天，称为经期过长；对于什么是经期过短则不再专门设定。

月经周期中不出血的日子叫作月经间期，即上图中没有标示"×"和"…"的日子。

比如，有一位女性月经出血 7 天，在月经结束 24 天以后又来月经了，那么她的月经周期就是"24+7"天，即 31 天。

从月经初潮到绝经的漫长的几十年间，月经周期总是一样的吗？

研究发现，大部分女性的一生中，月经周期长度并非固定不变的。很多女性在刚来月经的时候，月经周期会比较乱；临近绝经时，月经周期也会比较乱；但是在中间的一大段时间内，尤其在 20 ～ 40 岁，月经周期会比较稳定。人们通常会将这段时间称为女性生理上"最好的时光"。这是最适合孕育孩子的时光，所以也被称为育龄期。

正常的月经血

月经血并不全是血液。除了血液，它还含有很多黏液和细胞组织。有时候，我们会看到一些膜状的，或者小肉样的物质，随月经血一起排出，这是正常的。但如果有大量的肉样物质，那就不正常了，需要及时就诊。

正常月经血应该是暗红色的。因为月经血中含有大量的纤溶物质，能够抑制月经血凝固，所以月经血一般是不会凝固的，只是偶尔会有少量血凝块。如果月经血中有血块，多半是因为出血量太多、速度太快，月经血中的纤溶物质来不及抑制月经血凝固。月经血量过多，说明月经不正常。

正常的月经血量应该是多少呢？研究显示，在一个经期内，正常的月经血量是 5 ～ 80 毫升。

如果你对于毫升数没有概念，可以与抽血做化验时的血量作比较，通常抽一管血是 2 ～ 5 毫升。在一个经期中，出血量只要在 5 毫升以上、80 毫升以内就算正常。

判断月经血量是否正常还有一个很简单的方法，就是跟自己比。如果你通常的月经周期只需要用一包或者两包卫生巾，但这一次用卫生巾的量明显变化了，就要注意。还有一些线索也会提示月经血量的异常。如果月经期经常出现月经血侧漏的情况或不敢穿浅色裤子，就要警惕月经血量过多。年轻女性若患有缺铁性贫血，很可能是月经血量过多惹的祸。

如何估算月经血量？方法有很多。

可以用月经杯直接收集月经，这是在做科学研究时估算月经血量的好助手。可惜的是目前使用月经杯的人还不多。不过随着环保理念的盛行，相信越来越多的女性会尝试使用月经杯。

还有一些特殊的估算方法。

比如，将同一个人在一个月经周期内用过的所有卫生巾收集起来，把上面的月经血洗下来，通过测量含铁血黄素的量，推断出血量，这叫"含铁血黄素"测量方法。这种方法非常复杂，只用于设计要求很高的研究。

也有比较简单的方法。

比如，用图片示意法来估计月经血量。具体做法是：将卫生巾上出血染红面积、卫生棉条血浸透比例、马桶内水的颜色、排出凝血块大小与标准图片对比，以此来估算月经量，如图4所示。

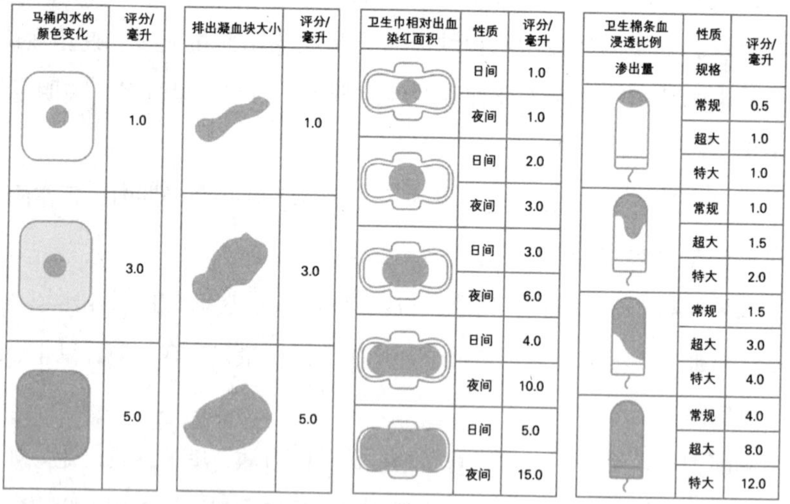

马桶内水的颜色变化	评分/毫升	排出凝血块大小	评分/毫升	卫生巾相对出血染红面积	性质	评分/毫升	卫生棉条血浸透比例	性质	评分/毫升
							渗出量	规格	
	1.0		1.0		日间	1.0		常规	0.5
					夜间	1.0		超大	1.0
					日间	2.0		特大	1.0
	3.0		3.0		夜间	3.0		常规	1.0
					日间	3.0		超大	1.5
					夜间	6.0		特大	2.0
					日间	4.0		常规	1.5
	5.0		5.0		夜间	10.0		超大	3.0
					日间	5.0		特大	4.0
					夜间	15.0		常规	4.0
								超大	8.0
								特大	12.0

图4　图片示意法估算月经量

卫生巾由于型号和种类的不同，其最大吸收量也有区别。比如，一片夜用卫生巾的最大吸收量可能是15毫升，一片日用卫生巾的最大吸收量可能是 10 毫升。还有一些女性使用卫生棉条，可以根据卫生棉条是常规的、超大的还是特大的，再结合浸透的比例，去估算出血量。

将一整个月经周期中的出血量累计起来，就可以算出月经出血总量。

曾经有实验者验证了图片示意法的可靠性。实验者将这种测量方法和"含铁血黄素"测量方法进行对比，最终发现，两种方法的测量结果符合度达到了 90%。这说明图片示意法是可靠的，运用在日常生活中已经足够。

女性朋友们要学会做个有心人，爱护自己，将诸多表现结合起来进行评估。判断自己的月经血量，不仅要依据卫生巾和卫生棉条上的浸染面积，还要结合漏在马桶里的量，以及排出血凝块的量来综合判断。

在临床中我发现，很多女性在评估自己的月经血量时有着严重的偏差，她们有的是在上厕所时，一看到马桶里全红了，就觉得自己流了很多血，一下子就慌了。其实，我们即使把马桶的坐便器里露出的那一小部分水全部染红，也只需要几毫升的血，大可不必过度惊慌。

如果发现自己常常头晕乏力、面色苍白，倒是需要好好重视。这时候可以去医院做一个血常规检查，费用不高，而且很快可以拿到结果。相比大家对月经血量的主观判断，血色素对月经血量的估计更靠谱。

女性呵护笔记

1.在恰当的年龄来初潮，在恰当的年龄绝经，没有严重的伴随症状，这是月经正常的前提。

2.判断月经是否正常，要同时满足四个要素：月经周期在 24～38 天；月经周期的变化不大，周期间的变化不超过 7 天；经期长度稳定在 3～8 天；经量在 5～80 毫升。

如何应对痛经，
让经期不再难受？

痛经在生活中并不少见。有的女性痛经严重时会吃不下饭、恶心、呕吐甚至腹泻；有的女性脸色苍白、冷汗直冒，整个人从胸口到大腿都是胀痛的；还有的女性痛到在床上打滚。痛经特别严重的女性甚至会休克、晕倒……有的女孩因为痛经，不能上班，不能上学，只能卧床，甚至有人形容"痛得人生都失去了意义"。

很多男性不理解，觉得这些女孩子也"太矫情了"，只不过是"来了个大姨妈"而已，为啥就像病入膏肓一样呢？

只有经历过痛经的人，才知道痛经可以达到怎样令人难以忍受的程度。

女性在经期或多或少会有一些不适，这很正常。但如果到了"痛经"的程度，则需要重视。

如何判断自己痛经的程度呢？

医生门诊中经常让就诊的女性描述一下自己痛经的程度，但大家的描述差别很大，医生们也只能通过自己的感性理解去判断。

有一种简单的方法，就是用表情包来观察。微笑就是不痛，大哭就是痛不欲生，从微笑到大哭，中间还有过渡期的表情，比如难过。

临床上更常用的是"视觉模拟痛觉评分法"（VAS）。

如图 5 所示，这种评分法将痛觉分为 0～10 级，0 级代表完全没有疼痛，10 级就是疼到难以忍受、天底下最疼的那种疼，可以用"生不如死"来形容的程度。

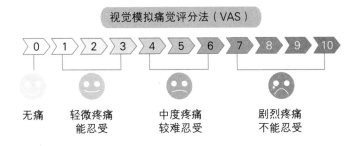

图 5　视觉模拟痛觉评分法区分痛经程度

什么样的疼会到生不如死的程度呢？一般来说，三叉神经疼和带状疱疹引起的疼属于 10 级疼痛，由晚期恶性肿瘤引起的癌性疼痛也被归到10 级。

中间档的疼痛如何分？

1～3 级疼痛是比较轻的。1 级疼痛就相当于拿一根绣花针在手臂、手背上轻轻扎一下所引发的疼痛；3 级疼痛相当于用力鼓掌引发的疼痛。以上都算轻度的疼痛，是常人能忍受的。比如鼓掌，从来没有人会因为鼓掌的力度太大而疼晕过去。

4～6 级疼痛被归为中度疼痛。就是晚上睡觉、静卧的时候会有很明显的痛感。4 级的疼痛，是在躺着的时候感觉偶尔疼一下，但能够睡着；疼痛到达 6 级时会感受到很明显的疼痛，甚至影响睡眠。

7 级以上的疼痛是重度疼痛。一般来说，分娩的疼痛在 7～8 级，个别女性会达到 10 级。

视觉模拟痛觉评分法将疼痛的程度进行了比较细致的划分。当女性痛经，又难以清晰地表述严重程度的时候，我们可以使用这种方法，按照 10 级标准对其进行划分，由此判断她的痛经属于轻度、中度还是重度。中度以上，尤其是重度的疼痛是需要接受治疗的。

▍为什么会痛经？▍

痛经的疼痛一般有两方面原因，一是子宫肌层痉挛导致疼痛；二是流出道不畅，即常说的"不通则痛"。

子宫痉挛可能是因为子宫中的前列腺素 $PGF_{2\alpha}$ 含量增高，导致总体上的前列腺素比例失衡引起。$PGF_{2\alpha}$ 引发子宫平滑肌痉挛性收缩，造成痛经。

$PGF_{2\alpha}$ 在身体的其他器官也有受体。比如，作用在胃肠道，会引起恶心、呕吐，因此有些女孩子在痛经厉害时，不仅感到肚子疼，还伴随着整个消化道的症状；$PGF_{2\alpha}$ 还可能作用到泌尿系统，导致不同程度的疼痛和影响。

痛经在临床上分为两类：一类叫原发性痛经；另一类叫继发性痛经。两类痛经各自的特点如表 1 所示。

表 1　原发性痛经和继发性痛经各自特点

原发性痛经	继发性痛经
无器质性疾病	盆腔器质性疾病导致长期严重疼痛
妇科检查及辅助检查无异常发现	常常进行性加重

原发性痛经是指没有任何器质性病变，却感受到了痛经。患有原发性

痛经的女性，如果做妇科检查，不会有阳性发现。

原发性痛经，大部分是在初潮或者初潮后不久开始发生。常见的是轻度到中度的痛。去医院做妇科检查，也没有发现器质性的疾病。如果过度劳累或者紧张，则痛经有可能加重。

有一种特殊情况的痛经，偶尔在临床中会见到青春期的小女孩，第一次来月经就特别疼，疼得死去活来。还有的小女孩乳房已发育两三年，到了该来月经的年龄，突然肚子疼，却没有经血流出来，这种情况下，就要警惕一种特殊类型的痛经，即解剖结构异常导致的经血流出不畅，这时一定要及时就诊。

继发性痛经是由盆腔某个部位的器质性疾病引起的，而且往往会进行性加重。

继发性痛经的疼痛程度也有区别。有的女性只在经期疼，而且随着时间的推移会逐渐缓解；有少数女性痛经严重，在月经前就开始疼，持续整个经期，哪怕月经已经结束，还要再疼几天。严重者可能一个月中有半个月在疼痛。

如表2所示，引发继发性痛经的常见疾病包含子宫内膜异位症和子宫腺肌症。子宫肌瘤也有可能引起痛经，比如，黏膜下肌瘤，就可能会引起痛经。

以上疾病，各有特点。

子宫内膜异位症，常发生在育龄女性，而且很有可能是育龄期没有生育或者生孩子少的女性。

患子宫腺肌症的女性，痛经很可能比子宫内膜异位症还要厉害，疼痛有时会达到7～9级。甚至有的患者会这样描述：每个月到了固定的日子，就要经历活不下去的痛苦，需要去打止疼针才能撑过去。子宫腺肌症还可能伴有月经量多、贫血。

要强调的一点是，在不孕症患者中有50%的人伴有痛经，这可能与她们患有子宫内膜异位症、子宫肌腺症等疾病有关，这些疾病是造成不孕症的常见原因。子宫内膜异位症和子宫腺肌症可能并存。

表2　引起继发性痛经的常见疾病

疾病	特点
子宫内膜异位症	多见于育龄女性 月经前或月经周期后半期开始腹痛 月经结束后缓解
子宫腺肌症	经量增多或经期过长 子宫均匀性增大
子宫肌瘤	经量过多或经期过长或不规则阴道出血
	子宫不规则增大

痛经到底是否需要治疗？

痛经并不是小事，不可忽视。痛经的女性，常因为痛经这件事，而对整体的自我健康状况评价较低。有的女孩子痛经严重，会影响生活、工作、学习；如果正好在面临重要的升学考试时痛经，那就更麻烦了。有些即将高考的女孩子，为了避开痛经，不得不提前调整月经周期，为高考让路。

总之，痛经是需要引起重视的，当影响到工作和学习时，就需要治疗了。

▎怎样缓解痛经？▎

针对所有的痛经，我们首先要做的是调整生活方式。到中度以上、难以忍受的程度时，则需要排除器质性病变，并且采取适度的药物治疗。可以使用视觉模拟痛觉评分法进行评级自测，达到4级以上，即中、重度以上的痛经，就应该选择药物治疗了。当药物治疗仍然不能有效缓解痛经时，则需要考虑手术治疗。

生活方式调整缓解痛经

有人在网上做过调查，问"痛经的时候，女性最不能忍受伴侣的哪种行为？"有人回答说，"一杯热水解决所有问题。"其实，喝杯热水对缓解痛经还真是有点作用的。

喝热水，用热水泡脚，将暖宝宝贴在腹部来保暖，这些都是帮助女性缓解痛经的生活小窍门，但这对于严重痛经的作用有限。

对于经常痛经的女孩子，建议在经期来临之前和月经期，在饮食上不吃或少吃生冷的食物；注意保暖；注意休息，避免过度的劳累；保持心情舒畅，缓解紧张的情绪，避免过度紧张。这些都有助于预防和减轻痛经。

药物治疗缓解痛经

有两类药物可以用来缓解痛经：止痛药和复方短效口服避孕药。

止痛药

痛经时使用的止痛药，术语叫非甾体类抗炎药，是痛经的一线治疗药物。它能调节前列腺素的分泌，缓解子宫肌层的痉挛。常见的有布洛芬缓释片、复方解热镇痛药等。

止痛药虽然能在很大程度上缓解痛经，但并不能随便吃。

什么时候吃止痛药是有讲究的。

是要挑战自己疼痛的极限，等到疼得忍不住了再吃吗？这就错了，应该在预期要疼的时候或者开始出现疼痛先兆的时候，就服用止痛药。所有疼痛的治疗都是如此，在只有一点点不适感的时候吃，效果是最好的。等到已经疼得痛不欲生的时候再吃，往往效果就很差了。

另外，不是所有人都可以吃止痛药。

患有活动性消化性溃疡或胃肠道出血的人，因为这些疾病会受到前列腺素的影响，因此被禁止服用非甾体类抗炎药。此外，对非甾体类抗炎药过敏的人或者肝肾功能不全的人而言，也是禁止服用这类药的。

如果没有以上情况，每个月只吃一粒或者两粒止痛药，会让痛经的女性在经期的感受好很多，不必担心会对身体造成不良影响。

常常有女性朋友问我，吃止痛药会不会成瘾。我可以确定地回答：请放心，每个月吃一到两粒药是不会成瘾的，也不会产生耐药性。

复方短效口服避孕药

用止痛药来治疗痛经，相对容易接受。另外一种药，则是很多人不容易接受的——复方短效口服避孕药。

其实复方短效口服避孕药是"小身材大作用"。复方短效口服避孕药并非只能用于避孕，在妇科和妇科内分泌的领域，有非常多的其他作用。但由于"避孕药"这个名称的局限，很多女性会特别排斥，不想用，或者不敢用。其实不用害怕，这一类药物由于要用于避孕，是给正常女性用的，所以进行药物研发时对副作用的控制特别严格，我们可以认为复方短效口服避孕药是最安全的药物之一。

复方短效口服避孕药的名称很长，念起来很拗口，我们可以记住它的英文缩写：COC。它能有效缓解痛经，对原发性痛经缓解率能达到90%。除了缓解痛经，还能帮助调整月经周期，治疗痤疮、多毛，减少生理性囊肿的发生。

复方短效口服避孕药虽然总体上很安全，但并不适用于所有人。一般来说，40岁以上的女性、肥胖或者吸烟的女性不建议用此药，以免增加患血栓的风险。

药物虽然可以在很大程度上治疗痛经，但我们也不能只依赖药物的作用，建议将生活方式调整与药物治疗相结合（图6）。

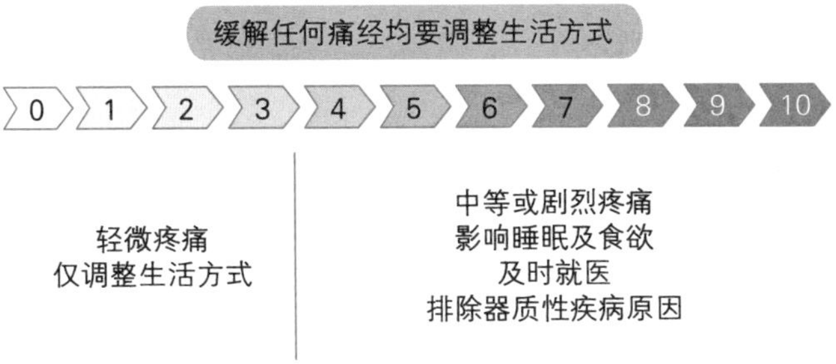

缓解任何痛经均要调整生活方式

0 1 2 3 4 5 6 7 8 9 10

轻微疼痛
仅调整生活方式

中等或剧烈疼痛
影响睡眠及食欲
及时就医
排除器质性疾病原因

图6 缓解痛经的生活方式

这些小窍门靠谱吗？

关于治疗和缓解痛经，网上有很多的小窍门，那么这些窍门到底靠不靠谱呢？我们来逐一分析。

经期不能吃辣，不能吃生冷食物，不能喝酒，否则会加重痛经。这些说法正确吗？

这些行为不是经期的绝对禁忌，而且也需要因人而异，需要结合平时的习惯。如果是一直吃辣的女性，经期继续吃也无妨；但平时就不太吃辣的，那就建议不要吃了。一般来说，建议女性在经期避免喝酒，但如果是酒量很好的女性，少喝一点也无妨。严重痛经者在经期，最好避免食用生冷食物。

喝生姜红糖水能缓解痛经吗？

轻度的痛经，喝一杯热水就能起到一定的缓解作用。实际上，喝热水也好，热敷也好，都能够促进血液循环，将堆积在子宫基底层和子宫肌层的前列腺素稀释，缓解痉挛。既然喝热水有效果，那么生姜红糖水肯定也有一定的效果，但是对于重度痛经，就很难有明显的效果了。

吃甜食能缓解痛经吗？

吃甜食有助于缓解紧张情绪，但没有直接缓解痛经的作用。

刚来月经的小姑娘只要做好保暖、注意休息就能缓解痛经吗？

如果只是轻度的不适，注意保暖、休息，并且注意调整好情绪，确实能缓解不适。紧张情绪本身也可能会加重痛经。

如果达到了中度疼痛，影响了学习和生活，则需要及时治疗。

如果是刚刚初潮就发生了严重的痛经，则一定要就医，因为存在生殖道畸形的可能性，这是需要尽快手术处理的。

另外，还需要注意观察痛经的变化趋势。如果痛经变轻或者没有明显变化的，可以继续观察；如果痛经越来越严重，则需要及时就诊，因为这往往是合并了子宫内膜异位症或者子宫腺肌症等病症的情况。

生完孩子就不疼了？

不一定。如果是子宫内膜异位症和子宫腺肌症相关的痛经，生孩子确实有助于减轻。但也有一些情况不是生孩子能解决的，所以具体情况还要请医生进行诊治。

什么是宫寒？

在西医领域，并无"宫寒"一说。作为一名西医，对涉及中医的事，通常我不做评价，因为确实不了解。但鉴于"宫寒"这种说法太普遍，我认真了解了一下，结果令我惊讶：专业的中医大夫告诉我，"宫寒"并不是一个标准的中医术语。

也就是说，"宫寒"是民间约定俗成的一个概念。

那么所谓的"宫寒"是什么呢？可能就是食用生冷食物后引起肌肉痉挛，造成宫腔特别"寒冷"。从这个角度来说，可能有一定的道理。

女性呵护笔记

1.痛经是需要重视的，因为痛经不仅影响女性生活质量，还提示患器质性疾病的可能性。

2.无论是原发性痛经还是继发性痛经，只要到了中度或者重度疼痛的程度，影响了正常生活，就需要给予治疗。

3.可以通过调整生活方式，必要时服用止痛药或复方短效口服避孕药来治疗痛经。

月经血量过多或过少
应该怎么办？

前文已经提到，正常的月经血量是 5 ～ 80 毫升，但是总有些女性的月经血量并不在这个范围内，或者过多，或者过少。

有人认为，月经血量多是好事，说明卵巢功能好，是在给身体排毒；也有人认为月经血量少，代表卵巢功能变差了，马上要绝经了，为此担心得不得了。

到底这些说法对不对呢？

▌ 月经血量过多需引起注意 ▌

有的女性月经血量过多，一来月经就得格外小心，要不然坐在哪儿，哪儿就见红，特别尴尬；晚上即便使用超长夜用型的卫生巾也会发生月经侧漏；一来月经，连浅色的裤子都不敢穿了。有的人量大只是一两天，而有的人一连五六天量都很大；来月经时头晕乏力，做什么都提不起精神。

所有这些，都是月经血量过多的表征。

对于判断月经血量是否过多，除了这些生活中的常见迹象，还有其他相对简单且客观的判断方法吗？

前文提过，可以用图片示意法来估算月经出血量。此外，如果月经期间，马桶内总有大量的凝血块，夜用卫生巾反复湿透，超大的卫生棉条也反复湿透，而且一个星期里用多片夜用卫生巾、多个卫生棉条，都出现过度浸染的情况，那就很有可能预示着月经血量过多。血色素低于正常值、出现缺铁性贫血的情况，更是月经血量过多的明确表征。

总之，一次月经出血的总量超过 80 毫升，就意味着月经血量过多。

月经血量过多为什么要引起重视？

首先，月经血量过多的直接后果是导致贫血。人体的重要脏器都要靠血液来供氧。如果出现贫血，血液的携氧能力降低，容易引起头晕、乏力、倦怠、面容苍白、嘴唇没有血色；拨开眼皮，睑结膜是苍白的。长期的贫血，会导致记忆力减退、精力和体力不足；严重的贫血、急性的失血，会引起心慌、胸闷、气短，甚至休克；长期严重贫血会导致重要脏器功能不全，甚至心脏功能的衰竭，造成严重的后果。

其次，一些导致月经血量过多的病因，也会影响女性健康。比如，子宫肌瘤，尤其是黏膜下的肌瘤，不仅会造成月经血量过多，还影响受孕，甚至可能引起早产和流产。

如何判断自己是不是患有贫血？

最准确的方法是，去医院做一个血常规化验，一般半小时内就能得到结果。血常规化验中有个指标叫血红蛋白，如果血红蛋白低于正常值就可以诊断为贫血。贫血中有个类型叫作缺铁性贫血，月经血量过多引起的贫血就属于这种类型。

也可以从面容上进行初步判断。在医学上有一个词叫"贫血貌"，指的是：面色苍白，口唇、指甲苍白，严重的还会出现皮肤颜色蜡黄。影响肤色的因素太多，只看肤色有时会出现误诊，最好是看口唇、口腔黏膜、睑结膜的状态。虽然文静、白净的小姑娘很讨人喜欢，但一个年轻的姑娘过于文文弱弱、面色苍白，不见得是好事，建议做一下血常规化验。

女孩子们往往会过于担心月经血量过少，但是对月经血量过多的容忍度比较高。

有的人认为"月经排毒"，所以量大一点是好事。真的是这样吗？即使在中医理论里，也从来没有"月经排毒"的说法。如果女性可以通过月经排毒，那无法通过月经排毒的男性岂不是会"毒素过量"？从这个角度来看，"月经排毒"这个说法不靠谱。事实上，月经与排毒没有关系，月经的成分里并没有毒素。

有的人认为月经血量多说明卵巢功能好，这有道理吗？卵巢功能主要与月经周期有关，而与月经血量的大小并无直接关系。卵巢功能正常的女性，可能在内膜损伤后表现为月经血量少，也可能在合并子宫肌瘤时表现为月经血量过多。

哪些原因可能会造成月经血量过多？

1. 子宫或子宫内膜局部因素。月经是子宫内膜剥脱形成的，因此，造成月经血量过多的首要原因是子宫或者子宫内膜的疾病，比如，子宫肌瘤、子宫内膜息肉，甚至是子宫内膜增生或癌变。

2. 全身性疾病。血液病或者肝脏、肾脏的疾病，造成了凝血功能的障碍，可能会导致月经血量过多。

3. 医源性因素。比如，有的女性得了血液栓塞的疾病，需要使用抗凝药，使用抗凝药可能会造成月经血量过多。有的女性在体内放置了宫内节育器，也就是老百姓常说的"环"后，也可能造成月经血量过多。

还有一些女孩子在来月经的时候剧烈活动，也有可能造成月经血量过多。

月经血量过多，应该怎么办？

首先，要重视。感觉月经血量过多，比如，出现夜间月经侧漏严重、总是弄脏裤子等情况，要及时就医，通过血常规化验，确定月经血量过多的程度。

如果确诊为月经血量过多，则要根据年龄和生育的要求，或者根据原发病的病因进行区别对待。如果是因为疾病引起的，就要针对病因进行治疗。

其次，在生活方式上要注意。比如，经前和经期避免剧烈的运动，将有助于减少月经血量。

最后，要按时体检，以便及时发现贫血等病症。

▎ 月经血量过少是异常信号 ▎

针对月经血量过少的情况，中国的女性朋友们一般都比较重视。很多女性常将"月经血量少"与"卵巢功能下降"联系在一起，以为月经血量过少预示着马上就要绝经，所以为此来看病的人也比较多。

到底什么是月经血量过少？按照原来的标准，女性在每个月经周期中的经血量少于5毫升，就叫月经血量过少。但是在最新的国际指南中，认为月经量过少只是让女性自己跟自己比，如果相比以前，月经血量明显变小，就叫作月经血量过少。

在新的国际指南中更强调月经血量的变化，我很认同这样的观点。如果只用5毫升作为衡量值，很少有女性能够准确地凭借卫生巾或者卫生棉条的染红面积来判断；但如果我们和自己以前的月经血量相比，就能很容易得出可靠的结论。

哪些原因会造成月经血量过少？

1. 所有可能对子宫内膜造成损伤的行为。比如，做人流、清宫或者反复刮宫；或者某些特殊感染影响了子宫内膜而导致结核性子宫内膜炎等。这些是较为常见的月经血量过少的原因。

2. 内分泌原因。月经的形成，依赖卵巢分泌的雌激素和孕激素的作用。如果女性内分泌失调，不能正常分泌雌激素和孕激素，也可能造成月经血量过少。患多囊卵巢综合征的患者无排卵，就有可能出现月经血量较小的情况。高催乳素血症也可能引起月经血量过少。卵巢功能下降时，部分女性也会出现月经血量减少的情况。但月经血量与卵巢功能的相对关系并不一定准确，也就是说，月经血量少，不一定意味着卵巢功能下降。

此外，还有可能是形成月经的整体轴系出了问题。要形成正常的月经，不仅要有子宫、卵巢，还要保证大脑皮层、下丘脑、垂体都正常，垂体再发出指令到卵巢。整体轴系的任何一个环节出了问题，都有可能造成月经失调。比如，过度减肥后可能引起月经血量过少，更严重时则会引起下丘脑性闭经。其他一些因素引起轴系的功能异常，也可能造成月经血量过少。

3. 某些全身性的疾病。比如，甲状腺功能亢进也可能造成月经血量过少。

如果感觉月经血量过少，应该怎么办？

首先要确认"月经血量过少是否属实"。

然后找原因，搞清楚到底是子宫或者子宫内膜局部的因素造成的月经血量过少，还是全身性因素的影响，抑或卵巢功能衰退造成的。根据病因进行治疗。

当然，不是每一个问题都能很好地解决，如果卵巢功能衰退了，在生理上已经相当于 50 岁的人的卵巢了，不可能通过治疗让它回到年轻时的状态。而有些问题则是能够解决的，比如，针对营养不良所导致的月经血量过少，可以通过改善营养状况来进行调节。

提到营养不良，我特别有感触。每年的寒暑假，我都会接待大量因过度节食导致月经异常甚至闭经的年轻女孩子。我见过的病情最严重的一个小姑娘，15 岁，正是身体发育的时候，可她的大腿只跟正常人的胳膊一样粗，让人看着特别心疼。

我们需要学习一个概念：体质指数（BMI）。

$$BMI= \frac{体重（kg）}{身高（m）\times 身高（m）}$$

从公式上看，体重越低，体质指数就越低。正常人的体质指数应该在 18.5 ～ 24。而这个小姑娘，体质指数才到 12，她闭经了。她的营养不良非常严重，因此引起了闭经。还有一些小姑娘在营养不良的早期阶段，可能会表现为原来规律的月经变得稀发，原来正常的经量明显减少，这些都是身体在发出信号：需要重视，需要及时改变了！

审美是主观的，但健康是客观的。从医学的角度来讲，人要有正常的体重，才能处于健康状态，保持正常的生理功能。以妇科内分泌医生的眼光来看，身材匀称的姑娘，才是健康的，才是美的。

┃ 月经血量过少是否需要治疗？ ┃

月经血量过少不一定都需要治疗，可以根据女性患者的年龄、生育要求并结合病因来进行判断。

比如，一位 40 多岁的女性，在一年前因为意外妊娠做人流手术后，月经血量过少了。此时，是否一定要努力地治疗，去解决月经血量过少的问题呢？

答案是：如果她没有生育需求，完全可以不治疗。

这里打个比方，希望能有助于大家理解这个问题。如果想了解一个房间的温度，可以通过房间中的温度计来判断；如果有一天，温度计坏了，只要身体上感觉温度还挺适宜的，就没必要去修温度计。月经可以作为妇科内分泌情况的标识，类似于前面提到的温度计之于房间温度。

如果一位女性的内膜遭到损伤引起月经血量过少，说明只是"温度计"出了问题，温度本身并没有问题，也就是说这位女性的妇科内分泌仍然是正常的，那么，对于她本人的健康而言，这时的月经血量过少是没有影响的，不必治疗。

但如果月经血量过少是由其他全身性的疾病引起的，或者她还有生育需求，就应该积极地治疗。

另外，女性一生中的月经血量本来也不是一成不变的，很多女性在40岁后月经血量会自然地减少，这实际上是进化对女性的保护，这种情况也是无须治疗的。

女性呵护笔记

1. 如果月经血量过多，或者有贫血表现，千万不要大意，要及时就医。

2. 不要误以为月经血量过多就是在排毒。月经血量过多，非但不能排毒，还可能造成贫血。

3. 如果月经血量过少，需要及时就医，明确造成月经血量过少的原因。再根据原因、年龄、生育需求等，确定是否需要治疗，以及制定具体的治疗策略。

经期过长或过短怎么办？

正常的经期有一定的时间范围，按照最新的指南，经期在 8 天以下都是正常的。虽然指南没有定义经期的下限，但通常经期在 3 天以上。

但是有一些姑娘，月经可能会持续 10 多天；还有一些姑娘，月经只来一两天，遇到这种情况应该如何处理呢？

▎ 经期过长危害大，要重视 ▎

正常经期不应该超过 8 天。出血超过 8 天属于经期过长。

有的"经期过长"，表现为经前有少量的出血，或者正常月经以后又淋漓不尽。严格来说，以上都不属于真正的经期过长，应该叫经前出血或经后淋漓。真正的经期过长，是指月经样的出血持续很久。长时间出血，会增加妇科感染的风险，还有可能造成贫血，同时也会造成日常生活的不便。

引起经期过长的原因有很多。所有引起排卵障碍，造成雌、孕激素分泌障碍的因素，都可能造成经期过长。还有子宫内膜本身的一些异常，也可能造成经期过长。

我们来逐一进行分析。

首先，妇科内分泌原因。下丘脑、垂体、卵巢轴三者中任一环节出了问题，影响了正常排卵，都可能出现经期过长。

其次，子宫因素。比如出现子宫内膜息肉、子宫肌瘤、子宫肌腺症等，都可能造成经期过长、出血多。近10多年来剖宫产术后瘢痕憩室成为经期过长的重要原因。有些女性剖宫产以后，瘢痕愈合后形成了手术切口部位的瘢痕憩室，在正常月经后出现月经淋漓不尽的情况，甚至出血持续半个月以上。

再次，全身的原因也会造成经期过长。最常见的是凝血功能障碍，导致出血时间长，出血量多。

最后，医源性因素。这是指其他治疗目的的医疗措施，造成了经期过长，比如，为了避孕放了节育器，或者皮下设置了长效避孕针，都可能造成经期过长。

▌ 经期过短的危害 ▌

经期多少天算经期过短？可以跟自己原来的情况相比，如果出现明显缩短，或者经期短于3天，都属于经期过短的范畴。

经期过短往往还伴随着月经量过少。

经期过短很有可能是因为身体出现了异常。最直接的原因是子宫内膜出现损伤。人流手术的过程伤害了内膜，这种情况在医学上有一个专属名词：阿斯曼综合征。出现阿斯曼综合征时，有的女性甚至不只是出现经期过短，还会发生闭经。

经期过短，还有可能是激素水平出了问题。比如，卵巢功能衰退，快要绝经了。有些 40 岁以上的女性，可能会出现经期越来越短、经量越来越少的情况，然后慢慢过渡到月经彻底停止，但不是所有的女性都会如此。

经期短会影响生育吗？

这需要结合个体情况进行分析。大致来说，如果经期短了，但经量正常，周期正常，这种情况一般来说对生育的影响不大。但如果经期过短，经量少，周期也紊乱，可能就会影响生育，应该及时就医。

除以上因素外，还有哪些因素容易导致经期过短或者经量过少？

1. 中枢性的原因。压力大、紧张、熬夜、负面情绪也会引发经期过短，我们应该进行调节，尽量缓解情绪，改变心态，不要熬夜。

2. 体内性激素不足。发生这种情况，需要去医院做性激素六项的检查。需要注意的是，如果想要通过性激素的情况了解自己的卵巢储备功能好不好，应该在来月经的第 2～4 天做检查。

3. 激素的波动造成出血。有可能把经间期出血误以为月经，尤其是月经稀发的女性。有时候在两次月经之间出血一两天，可能是激素的波动造成的出血，这是经间期出血，并不是真的月经。到底是不是月经，可以结合基础体温的测定来判断。

4. 子宫和卵巢的问题。要判断子宫有没有出现异常，卵巢有没有占位性病变，可以通过影像学方面的检查，比如，超声、核磁共振来进行判断。

5. 子宫内膜的原因。如果怀疑是子宫内膜损伤造成的出血，可以做宫腔镜检查来进行判断。如果宫腔镜下发现内膜损伤、粘连，可以直接将粘连部位切开，以促进内膜恢复。

宫腔粘连的手术，是建设性的手术；有时能够成功，有时不能成功。如同镜子摔到地上，导致破损，有时能修复成功，有时无法修复成功，这不仅跟进行修复的工匠的手艺有一定关系，还跟镜子破碎的程度有关；而子宫内膜能否修复成功，不仅与医生的技术有关，还与女性的身体状态和内膜损伤程度有关。

如何使经期恢复正常？

如何恢复正常的经期，避免经期过长或者过短？

先要分析原因，如果是精神状态不佳，中枢性的因素引起的，要先努力调整生活方式，注意休息，别太疲劳。

如果是内分泌因素引起的，则需要请医生帮忙评估和治疗。如果怀疑是卵巢功能异常引起的月经周期异常，则首先要通过检查来确诊。除了通过进行性激素六项的化验来检查，还可以从其他角度来帮助判断，比如，抗米勒管激素。

如果是子宫内膜出现异常造成的，就要请医生有针对性地解决。

如果是子宫的原因，比如，子宫肌瘤、子宫肌腺症造成的经期过长，则要进行规范的治疗。这里强调一点，无论是子宫肌瘤还是子宫肌腺症，治疗原则有一条：如果引起了月经不正常，就应该针对病因给予治疗。

换句话说，不管是什么问题引起的经期异常，均应及时就医。

女性呵护笔记

1. 经期过长是指月经出血超过 8 天，经期过短是指月经出血时间明显缩短或者月经出血短于 3 天。

2. 不论是经期过长，还是过短，都应该给予足够的重视，必要时找医生就诊。

月经过频或过稀怎么办？

首先讨论月经过频。月经如果来得太频繁，必须引起重视。

有的女性每隔十几天就来一次月经，一次延续 7 天，感觉常常在经期。想去泡个温泉、游个泳都不行，性生活也受到影响。这种现象叫作月经频发。

月经频发的判断标准，要对比正常月经周期的标准。按照国际上的最新指南，月经周期的正常范围是 24 ~ 38 天。月经周期短于 24 天就视为月经频发。再次强调，月经周期是指从这次来月经的第一天，到下次来月经的第一天的天数。

▎月经频发会有哪些危害？▎

第一，月经频发意味着同样时间内的出血天数增加，比如别人一年来 12、13 次月经，月经频发的女性一年可能出血 15 次或更多，相应的失血量会比别人多，可能造成贫血。

第二，月经频发有可能是无排卵引起的出血（正常排卵的女性月经周期通常是正常的）。如果长期无排卵，子宫内膜容易出现异常，包括子宫内膜不典型增生或者子宫内膜癌。

第三，月经频发会影响女性的正常生活。首先，会影响性生活，影响夫妻关系；其次，因为总是在经期，所以不能去游泳、长跑、做剧烈运动；最后，如果月经频发还伴随着痛经，那就更糟糕了，学业、工作都会受到影响。

那么，哪些原因会导致月经频发呢？

第一个原因是卵泡期缩短。

在月经周期中，排卵之前的时间叫作卵泡期，卵泡期的长短是因人而异的。排卵以后就进入了黄体期，而黄体期一般是固定的。所以，月经周期长度的变化，在很大程度上取决于卵泡期的长短。卵泡期太短了，自然会造成月经周期过短，月经频发。

第二个原因是可能根本没有排卵，出现了无排卵月经。

▍月经频发怎么办？▍

如果出现疑似月经频发的情况，一定要做好记录，清晰地知道自己到底是哪天来的月经，哪天结束，下一次又是哪天来，哪天结束……将所有的关键时间点全部记录好。

现在手机上有很多免费的用于管理月经的 APP 可供下载，月经不正常的女性更需要清晰地记录月经情况。

如果出现月经频发的情况，应及时就医，并且给予相应的治疗。可以用药物来调经，比如，在月经周期的后半周期使用几天孕激素，把即将来的月经推迟。对于有避孕需求的女性，复方短效口服避孕药是一个很好的选择，它既能够帮助规律月经，也能兼顾避孕。

除调经以外，如果月经频发已经造成严重的后果，就要针对后果去进行治疗，比如，治疗已经出现的贫血。

但更重要的一点，是要针对导致月经频发的病因本身，判断是否需要治疗。比如，如果是无排卵而引发的月经过频，就要针对病因去纠正。

▍月经频发会老得快吗？ ▍

关于月经频发，很多女性有顾虑，会担心：总是来月经，不就意味着卵巢老得更快吗？更年期会不会提前？会不会加速衰老？会不会导致最佳生育期的时间变短？

什么时候进入更年期，和月经过频没有明确关系，它是由卵巢里面的卵细胞储备决定的。

卵巢里有大量的卵细胞。女性排出的卵很有限，一般是每月排1个，一生大约排出400个卵细胞。而卵巢里的卵细胞储备非常充足，是百万级别的。女性胚胎在妈妈肚子里时，在20周的时候，体内卵细胞最多，大概有500万到700万个，但出生之后，大概剩200万个。卵细胞一直以不可抑制的速度在消退，大部分的卵细胞并不是排出来，而是自然消退的。等到卵细胞基本耗尽时就进入更年期了。400个只占百万级别的卵细胞储备的极小部分，总体而言，月经过频不会导致更年期提前。如果是无排卵的月经频发，跟更年期提前就更没有必然的关系。

但如果是月经正常的一位女性，到了40岁以后，月经周期越来越短，这往往提示她的卵巢功能在走下坡路。当然，即便这种情况下，月经过频也只是卵巢功能下降的表现，而不是卵巢功能下降的原因。

┃ 月经稀发可能是患了病 ┃

如果月经周期的长度超过了正常范围，用老百姓的话来讲，"总也不来"，这就是月经稀发。月经稀发不像月经频发会造成生活上的不方便，但也要重视。

判断是否月经稀发，要以正常的月经周期的长度作为参考标准。正常月经周期长度是 24 ～ 38 天。月经周期超过 38 天，就称为月经稀发。

月经稀发到一定的程度，当超过 6 个月都不来，就是闭经。卵巢功能衰竭引起的月经永久停止，就是绝经。

所有影响排卵的因素都有可能会导致月经稀发。

常见的情况有：

1. 卵巢功能下降或卵巢早衰。

2. 多囊卵巢综合征。

3. 下丘脑因素：如神经性厌食，由于体重过低，可能导致月经稀发甚至闭经。

4. 其他内分泌因素：甲状腺或者肾上腺功能的障碍，或高催乳素血症，都可能导致月经稀发。

5. 一些特殊的药物也可能会导致月经稀发。

┃ 月经稀发有哪些危害呢？ ┃

月经稀发意味着女性稀发排卵或无排卵，这种情况必然影响生育。

排卵后才有孕激素分泌，总是不排卵，就会缺乏孕激素，相应地，就失去了孕激素对子宫内膜的保护作用，有可能发生子宫内膜病变。

既然月经稀发和排卵情况的关系如此之大，那么如何确定有无排卵呢?

第一个方法是测量基础体温,这也是最省钱的方法。排卵以后,孕激素作用于体温中枢,基础体温会升高 $0.3 \sim 0.5$ ℃。利用这个原理,每天测量体温,记录下来,借助体温的变化推测有无排卵。测量基础体温的具体操作方法是在每天早上一醒来,在最接近于基础状态的情况下,测口腔内舌头下方的温度,这个温度比较接近核心体温。之所以有此限制是因为孕激素对体温中枢的影响幅度有限,只有 $0.3 \sim 0.5$ ℃,而我们的日常活动会对体温产生较大的影响,因此就需要尽量控制测量条件,排除可能对体温产生影响的因素。

测量基础体温的操作步骤及注意事项

1. 将体温计放在床旁,睡前将水银柱降低。
2. 每天早晨醒后,即刻测量口中体温5分钟。
3. 将探头置入舌下内侧根部,紧闭嘴。
4. 测温前严禁起床 / 大小便 / 进食 / 谈话。
5. 性生活 / 感冒 / 饮酒 / 迟睡 / 失眠应备注。

第二个方法是排卵试纸检测法。排卵试纸并不是直接去测是否排卵,而是通过某激素的变化来判断是否排卵。这个激素的名称叫黄体生成素(LH)。原理是女性的身体在经历黄体生成素高峰之后,便很快进入排卵的阶段。排卵试纸实际上是测黄体生成素。

排卵试纸很方便购买,在普通药店就能买到,这是很多备孕女性的好帮手。

以上两种方法,女性可以自己操作。

此外,还可以请医生帮忙了解到底有没有排卵。

可以在月经刚结束时到医院就诊,告诉医生想要检查自己有没有排卵。这时，医生会安排做一系列超声检查，如果看到卵泡从小长大、排出，就说明排卵成功。超声监测排卵需要连续进行，仅做一次很难明确判断。

也可以抽血检查是否排卵。在黄体中期抽血检查孕激素水平，如果孕激素水平升高了，那就说明排卵了。

严格地说，除了超声监测，上述其他方法并不是百分之百可靠。

基础体温能够完全反映排卵情况吗？不一定。基础体温受到很多因素的影响，它和排卵的符合率大概在70%。

用排卵试纸检测发现黄体生成素水平高，是不是就一定意味着要排卵了呢？不一定。有一些多囊卵巢综合征的患者，黄体生成素的水平一直比较高，这些患者就不适合使用排卵试纸；如果使用，就会发现试纸结果一直呈现阳性状态，这时的阳性是假阳性，并不能预测排卵。

抽血查出孕酮（黄体酮）水平高，就一定意味着排卵了吗？也不一定，如果患有未破裂卵泡黄素化综合征，则血液中的孕酮水平会升高，但是卵细胞并未排出。

为了让结果更加准确，可以结合上述多种方法综合判断有没有排卵。

▎通过测量基础体温来推测是否排卵 ▎

如果通过测量基础体温来推测排卵，需要在最安静的情况下去检测。但实际上，人们只有进入深度睡眠的状态下才是基础状态，这在临床上很难实现。连续睡眠6～8小时，醒来后别起来，也别说话，更不要去卫生间，这时的状态接近基础状态，此时测量口腔内的温度；测量时一般建议将体温计放置在舌下5分钟以上，在嘴唇紧闭的状态下测量。建议采用水银温度计，要记得在测量前一晚，将温度计的初始温度甩到35 ℃以下，然后放在枕头底下，以备早晨一睁眼就能测量。

如果一不小心忘记了，已经起床活动，错过了基础体温状态，怎么办呢？那也建议测量，并将这次特殊情况进行备注。

测完了怎么判断是否有排卵？

如果排卵了，体温的曲线会呈现先低后高的规律变化（图7）；如果没有排卵，这条曲线就会保持在一个水平，没有明显的起伏变化。绝对的体温度数并不重要，重要的是体温变化。

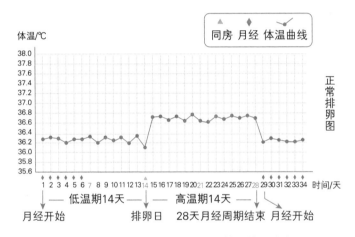

图7 月经周期内排卵成功的基础体温变化

图7是一张典型的展现月经周期内排卵成功的基础体温变化的图。从中可以看到：在月经周期的前半段，体温是偏低的。排卵后，体温上升，持续12～14天后，体温下降，再次来月经。

下面这一张图（图8）中展示的情况与上一张完全不同。

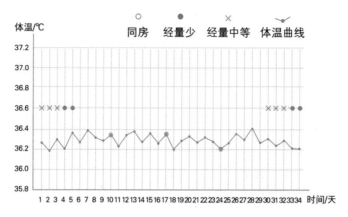

图8　月经周期内无排卵的基础体温变化

这张图中的体温在一个月经周期内变化不大，这是无排卵的基础体温。

确定排卵情况，对月经稀发的治疗有什么帮助呢？

我们可以根据有无排卵，结合有没有生育需求，来确定治疗方式。

对于无排卵的月经稀发女性而言，如果短期内没有生育需求，建议使用孕激素或者口服避孕药来进行治疗。如果长期无生育需求，除了可以使用孕激素或口服避孕药，还可以考虑长效方法，比如，在宫内放置特殊的、含孕激素的节育环；如果有生育需求，则建议使用药物促排卵。

对于有排卵的月经稀发女性而言，可以根据有无生育需求，决定处理方式。因为有排卵，子宫内膜可以得到孕激素的保护，子宫内膜是安全的。如果无生育需求，可以先观察，不急于治疗。如果有生育需求，可以进行促排卵治疗，以增加怀孕的机会；如果这名女性的年纪很轻，也可以先试孕一段时间，毕竟她是有可能怀孕的，只是机会小一点，但试孕时间不宜过长。

关于月经稀发的一些常见的说法，是否正确呢？

月经稀发或者干脆不来了，生活更方便，不用治。

这当然不对。月经稀发或闭经，背后的原因很多，需要针对不同病因逐一分析，区别对待。长期月经稀发不治疗，可能带来子宫内膜病变风险增加的后果。

月经稀发是不正常的，必须治疗。

这句话太绝对了。如果确认是有排卵的月经稀发，那些周期长度只比正常月经的最大限度略长一点的，比如，40天左右，是可以不进行治疗的。

月经稀发的话，可以喝"催姨妈汤"，也就是喝点加了红枣、枸杞等食材的汤，就行了。

这个方法显然是不行的。红枣、枸杞还不足以解决月经稀发的问题。

女性呵护笔记

1.正常的月经周期是24～38天，小于24天是月经频发，大于38天是月经稀发。

2.不论是月经频发还是月经稀发，都需要重视。

如遇突发情况，
能否人为推迟月经？

生活中有这样的情况，有的女性马上面临重要的考试或者比赛，还有的女性马上要做新娘了，婚礼之后还要去海边度蜜月……总之在各种特殊的时期，会产生一个特别迫切的问题——能不能人为推迟月经？

▎ 能不能人为推迟月经？ ▎

大家先吃一颗定心丸，原则上是可以人为推迟月经的。但这个原则后面的一句话是要跟大家强调的：不建议随意调整月经周期。

要评估必须让月经为之"让步"的事情的重要程度，或者月经的影响程度，再决定是否需要调整。如果经期无明显不适或痛经，则不建议调整。

为什么我们不建议随意调整月经周期呢？因为随意调整，或者反复调整月经周期，有可能会产生一些不良后果，造成月经不调，甚至影响生育。

如何人为推迟月经？

如果我们真的遇到特别重要的事情，必须推迟月经，那么应该怎样科学地调整呢？

我的建议是：最好提前一段时间开始调整。

一般来说，可以提前两三个月，会更有余地。实在来不及的，至少也要提前一个星期，给调整月经周期留出"周转时间"。千万别因为"明天有重要的比赛，今天来月经了，所以今天得赶紧调整"，这样可操作的空间就比较小。换句话说，时间太紧，有可能调整失败，或者因为调整不当而造成不利影响。

想要推迟经，最常用的药物是孕激素和复方短效口服避孕药。需要强调的是，女性朋友们不要自行用药，一定要在医生指导下用药。

孕激素

正常月经的生理机制，是在雌激素的作用下，内膜不断地增厚；排卵以后，雌激素和孕激素同时分泌，在雌激素和孕激素的共同作用下，子宫内膜进入分泌期；到一定的时间，如果没有受孕，雌激素和孕激素水平降低，子宫内膜就会自然剥脱，排出体外，形成月经。

要人为推后月经，就要模拟正常月经周期中月经来之前的一段时间，即黄体期的性激素状态。黄体期的特征是孕激素保持在一定的水平。因此，要推迟月经，可以求助外援，用孕激素，人为使孕激素保持在高水平状态。

孕激素可以口服，也可以注射。一般建议口服。口服孕激素需要提前准备，在预期的月经到来日期之前 4～5 天就要开始服用。

比如，原来预期在 10 号来月经，但 12 号有一场重要的考试，而在月经第 2 天、第 3 天痛经特别厉害，经量又特别多，所以希望去参加考试时是避开月经的状态。针对这种情况，建议从 5 号就开始用药，每天口服一定剂量的孕激素，一直服用至考试结束或服用到可以让月经来潮的时候，再停止服药。一般在停药后的 2 ～ 7 天月经会来潮，但为保险起见，建议服用至考试结束再停药，不要提前停药。

如何用针剂注射黄体酮增加孕激素？

针剂注射黄体酮疗效确定，对内膜的保护要好于口服黄体酮，而且不需要提前 5 天那么久，可以只提前 2 ～ 3 天，一直注射到允许来月经的那一天。

即使使用孕激素可以适当推迟月经，依然建议大家推迟的时间不要太长，如果想推迟的时间太长，则无法保证一定可以达到目的。使用孕激素推迟月经也不是百分之百保险的。

避孕药

这里讲的避孕药指的是复方短效口服避孕药。在使用复方短效口服避孕药时，建议大家提前 2 ～ 3 个月。理由是，初次服用时，有的女性可能有不舒服的感觉，出现头晕、恶心等症状。如果等到当月才开始服用，可能因服药的不良反应而影响状态。

高考是在每年的 6 月 7 号开始，如果想让月经期避开高考，则应该提前计划。最好在同年 3 月或 4 月就开始服用复方短效口服避孕药，比如，可以把月经来潮的时间设定在 4 月 20 号和 5 月 20 号，那么到了 6 月 7 号，就肯定可以避开经期，而且整个 6 月都不用服药了，可以在正常的状态下去参加高考，避免一切不可控制的因素。

复方短效口服避孕药的服用方法是怎样的呢？

建议从月经的第 1 ～ 5 天中任选一天开始口服，每天一片。

要服用多少天呢？以一盒 21 片的复方短效口服避孕药为例。这是国内市场上比较常见的一种，每天一片，然后根据期望来月经的时间决定停药时间。既可以不吃完一整盒、提前几天停用，让月经提前来；也可以在吃完一整盒的 21 天后继续服用数天，使月经推后。

目前市面上的复方短效口服避孕药除了每盒 21 片的包装外，还有一种每盒 28 片的包装。服用这种 28 片的包装时，需要注意其中有 4 片药是与其他的药物不一样的，如果要调整月经来潮的时间，则要把这 4 片药排除在外。

推迟月经周期的计算方法比较复杂，建议请专科医生进行一对一的调理。

要特别强调的是，如果决定服用复方短效口服避孕药调整月经周期，那么就一定要每天坚持服用，千万不能漏服，否则，不仅不能达到调整月经周期的目的，还可能越调越乱。

| 关于人为调整月经周期的几点疑问 |

调整月经周期的方法有副作用吗？

在用以上两种方式去调整月经周期时，有少数人可能会出现头晕、恶心、呕吐、乳房胀痛，甚至不规则出血等问题。尤其是使用复方短效口服避孕药时，在刚开始用药的时候，还有可能因为服用药物本身引起不规则出血。

推迟了月经，以后的月经周期都会乱吗？

一般不会。只要遵医嘱，好好地吃药，不漏服、不乱服，绝大多数情况下，可以成功地达到推迟月经的目的，且以后的月经周期也不会乱。

每个人都可以推迟月经吗？

并不是。

特别注意：患有某些基础疾病，比如，高血压、糖尿病、甲亢，或者肝肾功能不好、患有血栓性疾病的人不要轻易地人为推迟月经。

重要时刻恰逢"大姨妈"拜访，都需要推迟月经吗？

并不是。

平时行经时经量不多，经期没有明显不适者，完全可以不必推迟月经。

有人说吃杧果可以止血，喝醋可以调整月经周期，吃冰的食物能推迟月经……这些方法靠谱吗？

不靠谱。

靠喝醋和吃杧果调月经肯定不靠谱；吃冰也不能推迟月经，还可能造成痛经，甚至引起长期的月经不调。这些方法都不可取。

女性呵护笔记

1. 月经周期可以调整，但是不建议任意、随意地调。要结合目标事件的重要程度，理性判断。如果来月经时，身体没有明显不适，量也不大，建议不要调；如果确实是很重要的事件和场合，而且痛经严重或经量多，非调不可，那么最好提前调整。

2. 调整时可以服用孕激素或复方短效口服避孕药。

3. 不论使用哪一种方法调整月经周期，均建议在医生的指导下进行。

Part 2

妇科好了，
女性才美丽

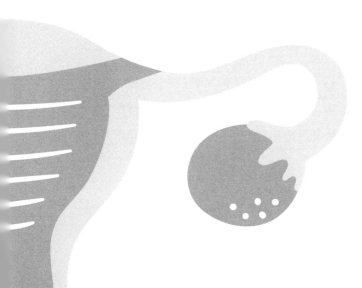

如何自测白带是否正常？

白带是女性身体健康的重要信号，女性有没有妇科炎症，可以结合白带的情况来判断。

你对白带真的了解吗？

你是否有过这样一些想法：没有白带才是健康的，白带多是不正常的；白带一定是白色的；如果白带出现异常，那就自己买点药进行清洁……

这些想法是否正确呢？让我们先来认识一下白带。

▌ 什么是白带？ ▌

宫颈口和宫颈管的腺体会分泌黏液；阴道壁的黏膜也会分泌黏液；同时，阴道还会脱落一些表皮细胞，和黏液一起排出；阴道并不是一个无菌环境，阴道里驻扎了一些菌群，菌群也会有一些代谢产物。因此，白带的来源是丰富的，宫颈口、宫颈管、阴道壁的黏膜分泌的黏液，以及一些菌群和它们的代谢产物，都是白带的来源。如果检查白带发现有炎症，就意味着某一个或者多个与白带的产生有关的部位出现了问题。

很多女孩子认为白带太麻烦，觉得如果没有白带该多好。实际上白带是有作用的。

首先，白带是阴道的天然润滑剂。如果没有白带，阴道的前后壁在一起摩擦，会损伤黏膜。女性随着年龄增大，尤其在绝经以后，白带越来越少，阴道会干涩。有些绝经后的女性会觉得阴道干疼得难受，这时就能体会到有白带的好处了。

此外，白带还是阴道的天然屏障。阴道里驻扎着很多菌群，而白带的分泌能帮助阴道保持正常的湿润环境，保障阴道里的正常菌群存活，抵御外来病源的侵袭。

白带还可以帮助女性受孕，让精子更加顺利地通过宫颈口。

白带也是女性妇科健康的重要标志，它能预示女性的身体状况。白带正常，意味着没有阴道炎。

▎正常的白带，随着月经周期而变化 ▎

正常的白带应该是稀薄的，无色的，或者微微有一点发黄的。刚刚来完月经时，白带的量是最少的；在排卵期，白带的量会多一些，会拉丝。

白带在一个月经周期中是有变化的，如图 9 所示。

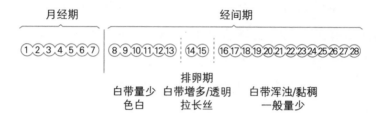

图9　白带随月经周期变化

月经期间，白带被红色的经血掩盖，肉眼看不到。月经后，白带的量很小，色白。

接下来，进入排卵期。排卵期的白带量比较大，而且是透明的，可以拉长丝，这是由于雌激素的作用。这时的白带适合精子通过。

排卵期结束以后，白带的量就要少一点，但此时的白带会变得黏稠、浑浊，因为这个时候已经排完卵，女性的身体不希望精子再进去，黏稠的白带可以阻止精子通过。人类进化到今天，为了帮助女性适应生育，在各个环节都有很精妙的体现。

｜ 白带受哪些因素影响？ ｜

月经周期肯定是影响白带的重要因素，但其实年龄对白带的影响也非常大。在不同年龄段的女性，白带的情况也不一样。比如，青春期前和绝经后，可能就没有白带或量很少。

新婚或者刚同居时，白带会增多；妊娠期时，白带量也会增加。

曾经有一位患者告诉我，虽然她和先生结婚几年了，但最近两个月才解决了两地分居的问题。她和先生刚在一起，就发现白带特别多。通过检查，我发现她的白带并没有炎症，很健康。我告诉她，这是一种正常的适应性的改变。

| 三种典型的异常白带 |

不良的生活习惯，或者一些特殊的感染，会使白带的量增加，也会导致其在形态上、气味上的变化，这就是常说的"白带异常"。

白带异常有以下几种表现：

第一种：白带呈乳酪状或者豆腐渣样（表3）。

表3　乳酪状或豆腐渣样白带

可能患病	感染原因	后果	如何解决
霉菌性阴道炎	1. 妊娠 / 糖尿病 / 长期应用抗生素 2. 内衣没有及时晒干 3. 性交传染或衣物间接传染	1. 瘙痒或灼痛 2. 影响性生活	1. 消除诱因：治疗糖尿病等原发病，合理使用抗生素 2. 治疗：遵医嘱，规范抗真菌治疗

在这里我想插一句：为什么我们总是用食物去形容一些疾病的状态呢？比如，妇产科还有一种疾病，叫巧克力囊肿。为什么要用美味的巧克力来形容疾病呢？因为食物是人们很熟悉的东西，用食物来描述，人们很容易就能联想到其具体的形态。

那么，为什么会有"乳酪状"和"豆腐渣样"这两种描述呢？因为西方人熟悉乳酪，东方人熟悉豆腐渣，彼此都用了各自熟悉的事物来描述。也就是说，这两种食物描述的状态其实是同一种。

出现豆腐渣样白带的原因，可能是得了念珠菌性阴道炎。

念珠菌在阴道的"江湖"里本身就存在，但不占据统治地位。可是当女性怀孕或者患上糖尿病，又或者因为长期滥用抗生素，扰乱了正常的菌群，念珠菌就"称霸江湖"了。所以，它也被称为条件致病菌。

念珠菌性阴道炎可简称为"霉菌性阴道炎"。它可能是由于内衣没有晒干导致的霉菌感染，也可能是性交传染所致。但不管怎样，它不是性病。

念珠菌性阴道炎导致的痒或者外阴的灼痛，常常让人难以忍受。

通常阴道炎不属于急症，也不致命，所以急诊一般不看阴道炎。但如果一个女性出现了霉菌性阴道炎，可能会发生严重的瘙痒、灼痛，伴随大量的白带，导致坐卧不宁，她会非常焦急地去找夜间也能看诊的诊所，因为实在是太难受了。

如何消除霉菌性阴道炎？

首先要明确，这是真菌感染，不是细菌感染。这决定了治疗药物的选择。治疗霉菌性阴道炎不能使用抗生素。因为抗生素是对抗细菌的，如果用抗生素对抗霉菌，不但不会好转，反而会因为杀死了阴道内的正常菌群，而让霉菌越来越"猖狂"。因此，在治疗霉菌性阴道炎的时候，需要进行抗真菌治疗。

霉菌性阴道炎反复发作的女性，一定要寻找背后潜在的诱因。比如，是不是得了糖尿病，是不是长期滥用抗生素，是不是前次感染后治疗不彻底。

很多人觉得抗生素是好东西，所以一感冒就吃点抗生素来消炎，其实感冒一般是病毒感染，吃抗生素是无效的。他们之所以感觉抗生素对感冒有效，是因为感冒以后因为抵抗力下降，又继发了细菌感染，这时候才需要服用抗生素进行抗菌治疗。总之，抗生素不是包治百病的。患霉菌性阴道炎时若采用抗生素治疗反而会越治越严重。

第二种：白带呈黄绿色、泡沫状，有臭味（表 4）。

表 4　黄绿色泡沫状白带，有臭味

可能患病	感染原因	后果	如何解决
滴虫性 阴道炎	1. 直接原因：配偶 感染，无保护的性 生活 2. 间接方式：共用 泳池 / 浴池 / 马桶 / 浴具	1. 反复感染，影响日常 生活 2. 导致尿道 / 尿道旁腺 / 前庭大腺感染 3. 孕期感染，继发胎膜 早破、早产	1. 全身治疗及局部治疗 2. 需和伴侣共同治疗 3. 确诊后 3 个月内多次治 疗，避免再感染

如果白带呈现这种形态，则可能是患了滴虫性阴道炎。它是由滴虫传播引起的，在显微镜下可以看到活的滴虫，它们会摇摇摆摆地往前游。

最直接的原因是配偶感染了滴虫之后通过性生活传播，也可能是通过共用洁具或者衣物传播。如果公共的浴池不干净，也有可能造成感染。

滴虫性阴道炎比较麻烦，容易反复感染，特别不容易根除。除了引发阴道炎，还容易引起尿道、前庭大腺的感染。如果孕期感染，还容易引发胎膜早破、早产。

如果确诊了滴虫性阴道炎，就要针对滴虫进行治疗，需要全身治疗和局部治疗并行，还需要配偶同治。

特别强调一点，滴虫性阴道炎患者的卫生用品、生活用品等，都要认真地清洗、消毒，否则很容易反复感染。

第三种：白带稀薄，有鱼腥臭味（表 5）。

表 5 稀薄，鱼腥臭味白带

可能患病	感染原因	后果	如何解决
细菌性阴道病	正常菌群失调导致的混合性感染	可能导致子宫内膜炎 / 盆腔炎	1. 无症状则无须常规治疗 2. 性伴侣不需治疗 3. 症状持续存在或反复出现，需要随访

这是白带异常最常见的一种类型。它其实不叫阴道炎，而叫阴道病，是菌群失调导致的混合性感染。做特殊检查的时候，化验单上往往会提示：加德纳氏菌阳性。

得了细菌性阴道病的患者，白带并不会太多，她们的白带一般是非常稀薄的。这种白带异常的后果是，有可能导致子宫内膜炎或者盆腔炎。如果是进行了子宫切除的患者，细菌性阴道病可能影响切除后的残端愈合。

细菌性阴道病在无症状的情况下，通常不需要治疗。但是在日常生活中，由于存在鱼腥臭味，容易给女性的生活造成影响。

对这种异常白带的治疗并不复杂。针对加德纳氏菌，临床上有特殊的抗生素，可以全身使用，也可以局部应用。

以上三种为典型的白带异常情况。

不同的阴道炎，感染源不一样，白带特点不一样，造成的后果不一样，治疗也不一样，甚至可以说是相反的。比如，细菌性阴道病可以使用相应的抗生素进行治疗，而如果给患有霉菌性阴道炎的人使用抗生素，只会加重感染。

总之，患了阴道炎，不要自己给自己看病、随便乱用药，一定要及时就医，通过化验确诊，进行有针对性的治疗。

如何保持私处健康？

有的女性很担心自己有妇科炎症，所以就频繁地清洗私处，甚至清洗外阴还不够，还要洗阴道，这样做对吗？

其实是不对的。女性应该清洗外阴，但不建议冲洗阴道，因为阴道有自我清洁的功能，其内部有正常菌群，有正常的、平衡的环境，所以不要轻易去破坏它。

清洗外阴的技巧是从前往后洗，不能从后往前洗。阴道的后方紧靠着肛门，而肛门藏着大量的细菌，如果从后往前洗，很容易造成继发的感染。

到底该如何保持私处的健康？

首先，在经期一定要注意勤换卫生用品。有的人工作太忙，不到卫生巾完全被经血浸透就不换，这很容易造成感染。

其次，在非经期尽量不要使用护垫。有的女性觉得自己的白带有点多，所以喜欢使用卫生护垫，这是不可取的。可以在月经的最后两天，在经量不多的情况下，短期用一下护垫，但不建议为了保持内裤的干净而长期使用护垫。

女性在日常生活中要每天换洗内裤。内裤要选透气性好、吸湿性强的材料。内裤在清洗之后要在通风的、有阳光的地方晒干，而不是放在卫生间等潮湿的环境阴干，以防止长霉。

此外，还有一些注意事项可以帮助大家保持私处的健康。

1. 要淋浴，而不要坐浴或盆浴，坐浴、盆浴很容易造成感染。

2. 避免跟其他人共用浴巾或者浴具。

3. 游泳是很好的运动，但绝大多数人还做不到有私人游泳池。那么，在公共游泳池游泳之后，应该使用淋浴将私处清洗干净；最好在游完泳后去排一次尿，起到冲洗的作用。

4.对于有阴道炎的患者，需要在生活上自行隔离，不要与人共用被褥、床单、毛巾。对于女性而言，这些日常用品应该如同牙刷一样，概不外借。

5.避免不洁性交。

女性呵护笔记

1.白带是随月经周期而改变的。

2.白带异常需要去看医生，通过特殊的诊断确定是哪一种阴道炎，才可以对症下药。不可以自己私自用药。

3.每一个女性都要掌握一些正确的私处护理方法。

月经前、中、后期
应该如何护理？

大部分女性很重视月经。小姑娘们第一次来月经以后，会从妈妈、奶奶、外婆那儿，学习很多月经期的禁忌。这些禁忌代代相传，有些甚至成了女性人生的一部分。

可惜这些禁忌未必都是正确的。

有的女孩子认为月经是脏的，是难以启齿的事；有一些长辈认为在重要的时刻来月经是不吉利的；有些人觉得来了月经特别不舒服，肚子疼，乳房胀，所以希望月经永远不来。

以上的观点都是不对的。月经是女性正常的生理现象，不意味着任何的不吉利，而且来月经预示着女人进入了性成熟的阶段，有了孕育后代的能力，是女性成熟、健康的标志。

在月经期，以及下次来月经之前，如何更好地照顾自己，让自己变得越来越健康、越来越美丽呢？

月经期个人护理

中国自古以来有很多关于月经期的禁忌。随着人们体质的增强，生活条件的改善，现在的禁忌似乎比祖辈少了一些。现在是不是就可以在月经期百无禁忌呢？

有些事情在经期仍然是不合适做的，比如，性生活，可能会造成感染。

女性在经期需要注意个人卫生，要勤洗头、洗身体，尤其外阴更是要冲洗。否则，经血就相当于细菌的培养基地，特别容易引发感染。在经期，洗澡的时候要采用淋浴，不要坐浴和盆浴。经期洗头和洗澡需要注意保暖。

在吃的方面，经期应该适当吃一些补铁的食物，比如，动物的血、肝脏、瘦肉，还有一些植物性食物，如大豆、菠菜。经期也可以适当地补钙，吃鱼、虾等蛋白质和钙含量较高的食物。经期可以吃一些温补的食物，不建议吃特别刺激的、生冷的、油炸的食物。

经期不要喝酒，尤其是"喝大酒"，也不要喝烈性的饮料。经期不要剧烈运动。因为喝酒和剧烈运动，都有可能造成月经血量增加，对身体不利。

大家看看下面几种说法：

1. 经期唱歌会导致嗓音嘶哑。

2. 经期吃再多也不会长胖，经期是节食减肥的最佳时段。

3. 经期不能洗头、洗澡、洗腰。

以上说法都是不正确的。

1. 经期唱歌完全没有问题。

2. 经期要正常地饮食，不要暴饮暴食，也不要过度节食。经期吃得过多当然会长胖。有些女性朋友在经前因为孕激素作用有水肿，那么在经期时可能因水肿消退而出现体重减轻的现象，这种体重减轻的现象可以视为体重随月经周期发生的自然变化，减掉的是水分，不是脂肪，换句话来说，这种减肥是假象。

3. 经期可以洗澡、洗头，但要注意保暖，因为在经期，女性的抵抗力可能会下降，如果不注意保暖，则容易感冒。

女性朋友们在经期还经常会有一些疑问，我在这里一并给大家解答。

来月经的时候会觉得手脚、眼睑都有一点水肿，怎么办？

其实水肿更常发生在来月经前。如果身体出现水肿，要注意低盐饮食，还可以适当地服一些利尿剂，以缓解症状。

在经期会手脚冰冷，关节疼痛，怎么办？

如果觉得身体冷，就要注意保暖不要着凉；如果出现关节疼痛的情况，可以用止痛药。止痛药有口服的，也有局部涂抹的，还有一些膏药。针对关节疼痛，适当地保暖也是有帮助的。

经期乳房疼，怎么办？

其实，更多的女性朋友是经前乳房疼得比较明显。乳房疼痛不太厉害、不影响生活的话，可以顺其自然；如果比较厉害，可以适当地用一些中成药来干预。很多中成药效果还是不错的。

经期头晕、头疼，怎么办？

经期出现头晕、头疼是挺常见的一种现象，有些女性朋友本身患有偏头疼，也容易在经期的时候加重头疼。这时最好注意休息，严重的时候，可以吃适量的止痛药。

经期总感觉不舒服怎么办？

有些女性在经期会有一些不适感，而且特别容易脾气暴躁或者抑郁，容易情绪化。这时，要尽量爱护自己，让自己舒服一点，不要给自己太大的压力，必要的时候可以用一些药物来治疗。

皮肤出现痤疮、皮疹怎么办？

很多女性在经前和经期容易长痘痘，也就是痤疮，需要一定的时间才能消退。痤疮的形成涉及多个环节，但最后一个环节是丙酸杆菌感染，所以，保持清洁对抑制痤疮的生成很重要。

在饮食上，要避免刺激性的食物，如果是长期严重痤疮，则需要药物的干预，需要到皮肤科或妇科内分泌就诊，请医生帮忙。

有些痤疮与雄激素过多有关，服用复方短效口服避孕药有助于缓解。

▎月经后注意事项 ▎

如果说月经期属于月经周期的核心阶段，那么月经期之后的一段时间，即经间期、月经周期中不出血的日子，则是很容易被大家忽略的时段。

经期的很多问题，其实和经间期的生活状态是密切相关的。作为女性，不仅在经期那几天需要保持健康的生活方式、呵护自己，在经间期也应当如此，要注意个人卫生，合理饮食，规律作息。

经间期的注意事项有两点。

一是经间期不应该出血。如果发生了经间期出血的情况，尤其是在性生活后出血（这种情况称为接触性出血），须及时就医。

二是注意避孕。很多人以为刚来完月经是安全的，可以不用避孕。这是一种误区。如果一位女性的月经周期是 28 天，经期是 7 天，那么月经干净后 7 天时已经到排卵期了。如果在月经干净后 3～4 天时发生了没有保护的性生活，由于精子在阴道内可以存活数天，是完全可能怀孕的。因此月经刚刚干净的时候其实并不安全。而且很多女性的月经周期并不是那么准，前后波动几天是再正常不过的现象，根据月经周期推算出来的安全期并不靠谱。因此，不要太信赖安全期的说法。

▎月经前个人护理▎

经前是很多女性朋友容易出问题的时候。

我们先来认识一种疾病——经前综合征，以前被称为经前紧张综合征。

经前可能出现哪些问题？

第一，精神、情绪明显改变。可能情绪紧张、暴躁、易怒、焦虑、精力不集中，也可能表现为疲劳、乏力或倦怠。

第二，饮食习惯的改变。比如，平时不吃辣的人，在经前突然很想吃辣；或者平时不爱吃甜食，经前却忽然很想吃巧克力、蛋糕。

第三，肿。手脚是肿的，眼睑也可能是肿的。有些女孩子在月经前体重会增加 1～2 千克，月经后自然"减肥"成功，这很可能是由经前水肿引起的，医学术语叫作"水钠潴留"。水钠潴留还可能伴有消化道的症状，如胃胀、腹胀，或者产生盆腹腔坠胀、坠痛的感觉，还有些人会出现头疼、头晕的现象。

经前综合征在月经前出现，大约持续一个星期；一来月经，马上就好转。

哪些人容易患上经前综合征呢？研究发现，经前综合征可能跟生活压力大、遗传因素有一定的关系。还有一个现象，随着年龄的增长，女性出现经前综合征的概率会增加。有的女性原来月经前状态很好，但到了 40

岁，慢慢地在月经前出现如上症状；然后会过渡到所有时间都存在这些问题，也就到了更年期了。对于这些女性而言，经前综合征是她的更年期综合征前兆。

除了经前综合征，还有一种疾病跟月经有关，叫经前焦虑障碍，英文缩写是 PMDD。经前焦虑障碍是经前综合征的严重形式，往往需要药物治疗。

经前综合征可以用中成药来治疗，还有一些特殊的口服避孕药可以选择。

应对经前综合征，有如下注意事项：

日常保持健康的生活方式。均衡饮食，选择多样化的食物，适量加一点碳水化合物，帮助保持精神愉悦。对于一些刺激性的食物，尤其是含有咖啡因、酒精的食物，应尽量避免。辛辣的食物也应该少吃。补充多种维生素和其他微量元素，特别是到了一定年龄的女性，在平时就要补充微量元素，而不只在来月经期间补。

此外，只要不在经期，就可以做一些规律的运动，不过于剧烈即可。

从护肤的角度来说，经前由于内分泌的改变，会造成皮肤的改变，可以有针对性地护肤，注意补水、保湿、清洁、控油。

另外，在任何时候做好保暖都是很重要的，很多女性的末梢循环比较差，可以多泡泡脚、搓搓手，这都是很有效的方法。

▎ 关于月经护理的判断 ▎

经前按摩能帮助经血排出吗？

我个人觉得没那么大的作用。卵巢在身体很深的部位，骨盆很好地保护着卵巢。如果只是在肚子上按摩两下，是触摸不到子宫和卵巢的。

"催姨妈汤"能让月经提前吗？

我在临床上从未听过这样的说法，所以特地了解了什么是"催姨妈汤"。原来就是用红枣、枸杞等煮汤，这些物质不大可能让月经提前。

女性呵护笔记

1.月经前，是经前综合征发作的特殊时期，注意从饮食、情绪等方面进行调节。

2.经期要注意一些禁忌，比如，不要性生活，不要盆浴，不要吃生冷、刺激性的食物等。

3.经后要记住：此时不是安全期，要注意避孕。

女性常患疾病：盆腔炎

什么是盆腔炎？

提到盆腔炎，首先要了解到底是盆腔的哪个部位发生了感染。

先请出我们的小助手：女性内生殖器模型（图10）。

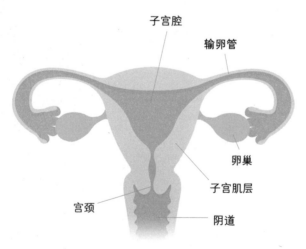

图 10　女性内生殖器模型

盆腔是女性体内很重要的器官。盆腔炎是指上生殖道的感染。下生殖道（阴道和宫颈）的感染不属于盆腔炎。

盆腔炎包括子宫内膜和输卵管的感染，输卵管积液、积脓，输卵管卵巢脓肿，还有盆腔腹膜炎，形成腹腔大面积的炎症。

盆腔炎的症状包括：

第一，下腹部即小肚子疼。

第二，出现发热症状，严重的时候还可能出现高烧。

第三，盆腔炎可能合并阴道的脓性分泌物。因为上、下生殖道是相通的，如果子宫内膜或者输卵管感染，异常的炎性分泌物可能通过宫颈、阴道排出来。医生或患者，能够观察到阴道有脓性的分泌物排出。

关于盆腔炎，除了以上的常见情况外，还可能出现不那么特异的症状。比如，恶心、呕吐、腹胀腹泻、里急后重。这是炎症影响了盆腹腔的腹膜，形成了腹膜炎，或者影响了消化道导致的症状。

如何诊断盆腔炎？

首先，宫颈举痛、子宫压痛或者附件区的压痛这三种疼痛必须由医生进行妇科查体才能发现。这是诊断盆腔炎的最低标准。最低标准的意思是，必须有疼痛才考虑诊断为盆腔炎。但只有"疼痛"这一条，在临床上并不是百分之百可靠。通常需要再加上一些其他的诊断标准。如果是高危人群，符合了最低诊断标准，并且排除了其他引起肚子疼的原因，就可以给予经验性的抗生素治疗，这可以使患者迅速得到诊治。

其次，当出现如下情况，患有盆腔炎的可能性就更大了。

1. 口腔内的温度超过 38.3 ℃。

2. 宫颈或阴道内有脓性的分泌物。

3. 在显微镜下观察阴道分泌物，里面含有大量的白细胞。

4. 通过宫颈检查，发现了淋病奈瑟菌或者沙眼衣原体阳性。

5.抽血检查时会看到感染的指标，比如，红细胞沉降率升高，C-反应蛋白升高，这些都提示体内存在感染。

有了上述症状，再结合宫颈的举痛、摆痛或者宫体的痛，又或者附件的压痛，对盆腔炎诊断的把握度就更高了。

此时就能确诊了吗？

还不能，最后，确诊盆腔炎的第三个标准来了，叫"盆腔炎诊断特异标准"。

"特异"在医学上是一个专门的术语。"盆腔炎诊断特异标准"的意思是，有了这个标准，就能确诊盆腔炎。

既然盆腔炎是上生殖道的炎症，那么就可以通过特定方法来确认这些部位存在感染。

第一个方法，是用子宫内膜活检证实子宫内膜出现炎症。

第二个方法，是用影像学的方法——阴道超声或者核磁共振来进行检查，如果提示输卵管增粗，伴或不伴盆腔积液，或者发现输卵管、卵巢肿物，很可能就是卵巢肿物感染到一定的程度，出现了盆腔炎。

第三个方法，腹腔镜。腹腔镜是指在肚子里打几个小眼，直接让探头进入盆腔观察。

当有了直接的证据，医生观察到上生殖道的某个部位或者各个部位都存在感染，就能够确诊盆腔炎了。

▎关于盆腔炎的常见问题 ▎

第一个问题：有盆腔积液就是盆腔炎吗？

不一定是。

首先，盆腔积液并不是诊断盆腔炎的必要条件。有很多疾病可能造成大量的腹水，比如肝硬化，因为盆腔和腹腔是相通的，盆腔位于整个腹腔最低处，如果腹水过多，一定会存在盆腔积液。

其次，有少许盆腔积液是正常的。常规体检越来越普遍，检查结果中经常会提示盆腔 1 ～ 2cm 积液，这是正常的生理现象。

第二个问题：小肚子疼就是盆腔炎吗？

人们常说的小肚子疼，在医学上叫下腹疼。

其实，小肚子疼，可能是患了阑尾炎、泌尿系统感染、肠胃炎等，也可能是患了妇科的急腹症，比如，卵巢囊肿扭转、子宫肌瘤变性、宫外孕、流产，当然，也可能是盆腔炎。

所以，导致下腹疼的原因很多，不一定就是患了盆腔炎。

第三个问题：得了盆腔炎会影响生育吗？

这个问题的回答应该是严谨的：得了盆腔炎，可能会影响生育，但不是必然的。

盆腔炎在最初发生的时候，要规范治疗，避免后遗症，避免后续对生育的影响。一旦留下了后遗症，如输卵管伞端闭锁、积水，就有可能影响生育，可能需要进行手术治疗，必要时需要依靠辅助生殖技术来生育。

盆腔炎的后果

第一个后果是对生育的影响。有可能引起不育或宫外孕，原因是盆腔炎患者可能出现输卵管的炎症和粘连。

第二个后果是疼痛。这种疼痛可能是慢性的盆腔痛、迁延性疼痛；也可能是性生活痛，可能给女性造成性心理的障碍。

第三个后果是极为严重的：如果盆腔炎反复发作，最严重的情况是形成盆腔脓肿，出现重度感染，可能会危及性命。

▎ 如何治疗盆腔炎？ ▎

治疗盆腔炎要用抗生素，需要特别强调的是，要及时、规范地使用广谱抗生素进行治疗。

使用抗生素的时候，不要症状一缓解了就停止治疗。不论是口服，还是先静脉滴注再口服，一定要坚持足够的疗程。推荐疗程是 14 天。

盆腔炎最严重的情况就是形成盆腔脓肿，此时，抗生素治疗往往无效，需要手术进行治疗。

手术可以是开腹，也可通过腹腔镜，至少对腹腔内的脓肿做引流。

▎ 哪些原因会引起盆腔炎？ ▎

首先是下生殖道的感染，如阴道炎、宫颈炎，向上逆行感染，引发盆腔炎。

一些特殊的情况，比如，产后或者流产后，容易出现盆腔炎，因为此时女性身体非常虚弱，容易引起各种感染。如果有宫腔操作，比如，接受了清宫手术，也可能会造成感染。

另外，不洁的性生活也会导致盆腔炎。

再者邻近器官的炎症蔓延，比如，阑尾炎穿孔，后续也会引起盆腔炎的发生。

以上这些原因，都可能造成盆腔炎。

如何预防盆腔炎？

要预防盆腔炎，一定要注意：

1.经期、产后42天内，严禁性生活。

2.流产以后，至少一个月以后再有性生活。

3.性生活前，夫妻双方要清洗外阴，保持清洁。

4.对于女性而言，每天一定要更换、清洗内裤，清洗外阴，这是必不可少的。

5.出现了阴道炎、宫颈炎等下生殖道的感染，要及时治疗，以防向上逆行感染盆腔。

6.一旦确诊为盆腔炎，一定要积极治疗，必要时配偶同治，因为有一些盆腔炎属于性传播疾病引发的特殊感染。比如，淋病（淋病奈瑟氏菌的感染）就需要夫妻同治。

女性呵护笔记

1.女性出现肚子疼、发热、寒战等一些征象，要及时就医，做盆腔炎相关的检查。

2.进行盆腔炎诊断时，可以结合一些附加标准，还有一些特异标准。

3.一旦诊断为盆腔炎，就要及时、规范地应用广谱抗生素进行治疗，治疗要持续14天，避免后遗症。

4.对盆腔炎，更重要的在于预防。预防盆腔炎，要避免不洁的性生活，避免经期、产后、流产和宫腔操作后过早进行性生活。

妇科检查的正确"打开方式"

你是否有过这样的想法：

妇科检查太害羞了；

妇科检查很疼，还是别查了；

自己没有性生活，就没有妇科病，不用看妇科；

孕妇才需要看妇科；

有性病的人才需要看妇科；

……

以上想法都是不对的。

❙ 该不该做妇科检查？ ❙

妇科检查是女性健康的"护身符"。定期做妇科检查，对于女性来说很有必要。

疾病往往不会大张旗鼓地来宣告："你小心，我已经出现了！"大多数疾病是悄无声息、令人察觉不到的。如果不去检查，人们很可能不知道自己已经患病。

在进行妇科检查时，可以同时进行一项重要的筛查——宫颈的防癌检查。医生在做妇科检查的时候，是可以直接看到宫颈的，然后借助一个小刷子或小刮片取宫颈脱落细胞。通过细胞学的检验，直接诊断。

定期体检是保持健康的重要步骤。为避免小病养成大病，要定期进行妇科检查。

❙ 育龄女性建议一年一次妇检 ❙

对于育龄期女性和绝经时间不长的女性，建议一年进行一次妇科检查。如果之前检查都正常，在 65 岁之后，妇科检查的频率可以适当地减少，间隔时间可以适当地拉长。

在特殊情况下，就不能固守一年检查一次的标准了。只要妇科出现异常或不舒服，就应该立即去做检查。

对于青春期的女孩子，可能很少会去做妇科检查，但如果出现了特殊情况，就要及时就诊。曾有年轻的女孩，平时不做妇科检查，突然肚子疼得厉害，到医院一查才发现肚子里有个很大的囊肿。

这样的问题，很难完全规避，因为我们很难让青春期的女孩子有规律地去做妇科检查。但是至少有一道防线，就是一旦出现异常的情况，一定要去做检查。如果一个很瘦的姑娘，小肚子不相称地鼓起来，就应该鼓励她去做妇科检查，看看是否存在妇科疾病。

在此提到的妇科检查，是指去正规的医院看妇产科医生。

出现哪些特殊的情况需要及时看医生呢？

如表6所示，出现月经异常、严重的痛经或者白带异常、外阴异常，都不要忍着，应该去找医生。

表6　需立即就医的一些情况

月经不调	周期混乱，经期过长或过短 量多或少，经间期出血
严重痛经	经前出现严重头疼、水肿或乳房肿痛
白带异常	白带的量、色、质、味发生变化
私处异常	外阴或阴道瘙痒／异味／红肿／疼痛等

▎ 如何与妇产科医生约会？ ▎

到妇产科医生处就诊对于女性来说是一个很重要的约会。应提前做一些准备，对妇产科医生可能会问的问题，应提前做好应对。

首先，医生可能问："为什么今天来就诊？是单纯做体检，还是出现了月经问题？白带异常吗？还是痛经严重？"

提前把这些问题想清楚，就不会在医生询问时发蒙。在门诊中，确实有一些患者，当医生问她为什么来就诊，她想了半天都说不出来。

其次，妇产科大夫会询问"月经情况"，包括月经周期、经量，最近一次月经来潮时间、有没有痛经，还会问初潮的年龄等。

接着，医生会问"已经做了哪些诊治"。

很多患者对大医院有一种特别的"敬畏心"，觉得自己既然都来大医院看病了，干脆把自己之前在其他医院就诊时的化验单、检查报告全扔了。这种做法是不对的，实际上那些资料是非常宝贵的。

就诊前应当把以前接受诊治的情况通过这样几个问题整体梳理一下：之前的医生对你的疾病做过哪些检查？做出了什么诊断？做了哪些治疗？治疗起到了什么样的效果？目前还在进行的治疗有哪些？如果最近已经停止治疗了，那么最后一次治疗是什么时候……这些都是特别重要的信息。

在谈及自己所经历的治疗时，有一些患者特别可爱，面对医生的询问会给出诸如"上次大夫给开了药，是一种白色的、圆圆的小药片"之类的描述。这就麻烦了，因为市面上这种"白色的、圆圆的小药片"实在太多了，基于这样的描述，医生真的很难判断那具体是什么药。

所以，建议在看医生之前，把自己吃过的药记录一下，或者将自己所用的药物拿手机拍一拍，就诊时把照片给医生看一下。这样可以让医生直观地了解自己以前的诊治情况。

再次，妇产科大夫还会问孕产方面的情况：有没有性生活史？有没有怀孕经历？怀过几次孕？生过几个孩子？现在怎么避孕的？还想不想生孩子？如果想生，打算什么时间生？

如果自己花两三分钟提前梳理一下，就可以与医生更有效地沟通，也可以节约医生特别宝贵的门诊时间。

最后，医生还会问到既往的患病情况，包括以前是否患过其他疾病、以前做过什么手术、对什么药过敏等。

在门诊，有时候医生特别忙，不一定能面面俱到地问，所以患者最好在就诊之前做好整体梳理，必要的时候可以把针对如上问题的回答好好写下来。当患者把这些与就诊相关的重要信息写得清清楚楚，医生只需几十秒钟就能将它们全部掌握。

还要补充的一点是，家族中的一些重要情况也是关键信息，如果有这方面的情况也应当在就诊时告知医生，比如，有的人来看不育的问题，那么自己的亲人以前是否有类似的情况，这对医生来说是一个提示；还有的人因为月经异常来就医，那么就可以将自己的妈妈当年是否也有类似的月经问题告诉医生。

在做妇科检查之前，除了完成以上的信息梳理，还要做如下准备：

1. 清洗好外阴。

2. 阴道不能清洗。

3. 就诊前最好避免性行为。这是看妇产科的特殊要求。

4. 穿上易于穿脱的服装，避免难穿、难脱的高筒靴、连体裤、连体衣等。

5. 素颜就诊。平时当然可以化美美的妆，但如果你因为月经问题来到妇产科就诊，建议素颜，因为医生会观察你的脸色、唇色。如果化了妆，有可能会掩盖你的病情。

妇科检查一般包括哪些内容?

妇科医生有一个固定的诊断程式。首先观察外阴，然后借助一个小工具——窥阴器，打开阴道，观察阴道和宫颈。有必要的话可以做宫颈的刮片和HPV检查，这是宫颈癌筛查的有效方法。

取出窥阴器后，医生通过阴道对子宫和附件（附件就是指输卵管和卵巢）进行触摸。触摸时医生的两根手指放在阴道内，另一只手放在患者的腹部，两只手对合检查，叫双合诊。

有时候还需要做三合诊。三合诊是指医生一只手的一根手指在阴道里，一根手指从肛门处进入；另外一只手放在患者的腹部进行触诊。通过这样的触诊，能够帮助医生更好地发现子宫、卵巢等部位的问题。

除了常规的触诊、视诊，还有白带的检查。在有些医院，妇产科医生可以直接在显微镜下观察白带，更多的医院则是取些白带，送到检验科，请检验科帮忙检查。

如果怀疑有占位性病变，可能会做影像学检查，比如，超声、CT、核磁共振。

对于一些腹痛、月经不调的情况，可能会做尿液的检查，看是不是怀孕了。

还有可能做血液的检查。血液的检查内容很多，不一一列举，比较特殊的是性激素测定。

在进行检查时，要听从医生的安排。妇科检查时常常会出一些小状况，比如，有的患者配合得不好，特别紧张。其实患者越紧张，医生就会越用力，患者就会越疼。

做妇科检查的时候，要尽量地躺平、放松，双手交叉抱在胸前，做深呼吸。不要笑，也不要哭，不要大叫，因为这些反应都会让腹肌紧张。眼睛也不要紧闭着，因为人体的肌肉会出现连带反应，眼睛紧闭时我们特别容易用力，手就会握紧，整个人就会特别紧张。应当尽量将眼睛睁开，让自己放松下来。当你放松了，医生才能够很轻松地给你做检查；当你放松了，你会发现其实检查过程并没有那么难受。

做妇科检查的时候，尤其做宫颈刮片的时候，有可能会有一点出血。如果出血量很少，在正常的限度内，大家不用担心，通常这种出血很快就会消失。但如果出血量很大，甚至多于月经量，而且颜色鲜红，就一定要告诉医生，让医生紧急处理。

以上是针对有性生活史的女性所要做的妇科检查（表7）。对于无性生活的女性，通常是不做双合诊或者三合诊的，如果必须查，一般是经肛门做检查。

表 7　妇科检查的内容

常规检查	外阴 / 阴道 / 宫颈 / 子宫 / 输卵管 / 卵巢等检查
白带检查	阴道清洁度 / 霉菌 / 滴虫 / 细菌性阴道病检查
超声检查	排查宫颈 / 子宫 / 输卵管 / 卵巢的病变
宫颈刮片 +HPV	筛查宫颈癌最简便有效的诊断方法
尿液检查	排查尿路感染 / 妊娠
血液检查	检查激素水平 / 有无性病 / 贫血 / 肝肾功能 / 肿瘤标记物

最后提醒没有性生活的女性，在妇科门诊就诊时，哪怕在诊桌前已经将这个情况告诉医生了，到检查床上躺着的时候，也一定要再强调一下。这句话特别重要——

我还没有过性生活。

女性呵护笔记

1.为了节约时间，也为了辅助医生进行诊断和治疗，在妇科检查之前一定要做好准备。

2.见医生之前做一些准备工作，不仅对前往妇产科就诊有益，对前往其他科室就诊也是有益的，可以说，去看医生时，提前做好准备十分必要。

Part 3

科学备孕，轻松度过
孕期，做漂亮辣妈

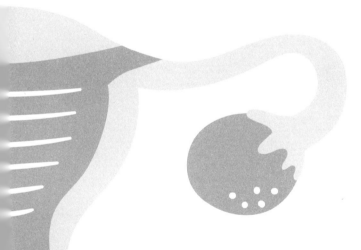

如何备孕才能保持最好的状态?

各位读者是否有如下想法:

算好排卵期,在这期间同房,一定会怀孕。

只要不超过35岁,生育能力就没有问题。

每次同房后倒立,更容易受孕。

为了备孕,什么药都不能吃。

如果是意外怀孕,就要先做人流,然后再好好备孕。

这些想法科学吗?到底怎么样才能成功怀孕呢?

┃ 如何才能更好地怀孕? ┃

想要怀孕,需要男方提供精子,女方提供卵子,两者友好地"见面",

结合成为受精卵，还要有一块肥沃的土壤，供其生长发育。

如图 11 所示，这些条件，缺一不可。

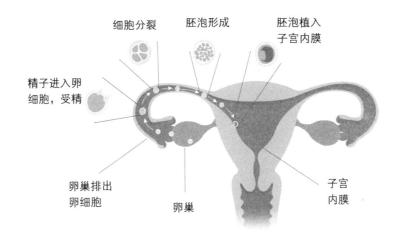

细胞分裂　　胚泡形成　　胚泡植入
子宫内膜

精子进入卵
细胞，受精

卵巢排出
卵细胞　　　　卵巢　　　　子宫
内膜

图 11　正常妊娠受孕的关键环节

女性的卵巢中一个优势卵泡逐渐长大、成熟，排出来，由输卵管的伞端抓到这个"卵细胞姑娘"。然后，卵细胞姑娘就在输卵管最宽敞的部位，即"壶腹部"，静静地等待，等她的如意郎君——精子先生。

精子先生从阴道进入，经过宫颈管，跋山涉水，到了输卵管的壶腹部，与在这儿等待的卵细胞姑娘结合。

卵子和精子结合成受精卵，然后受精卵就开始往宫腔游去。在游走的过程中，受精卵不断分裂，形成胚泡，在宫腔着床。

如果子宫内膜准备得很好，特别适合受精卵的发育，受精卵就可以在这儿生根发芽，孕育一个健康的胎儿。

以上，就是成功怀孕的过程。

怎样才能更好地怀孕呢？

首先，要保证自己的身体处于健康的状态，提前治好可能影响受孕的疾病。备孕期间调理身体的时候，别忘了生育是两个人的事情，需要男女双方同时调理。

怀孕前，要提前补叶酸。因为医学研究发现，很多的出生缺陷和叶酸缺乏有关，补充叶酸能够有效地预防胎儿的神经管畸形，同时也会对一些其他出生缺陷有轻度改善的作用。

建议在孕前 3 个月补叶酸，每天补 400 微克，即 0.4 毫克。

市面上一些复方维生素所含的叶酸剂量是 0.8 毫克。如果打算服用这样的产品，可以缩短提前服用的时间，也就是说，如果在备孕的当月开始服用，就可以有效地预防胎儿的神经管畸形。可以一直服用到怀孕 3 个月，如果有条件，其实整个孕期都可以服用，甚至在哺乳期服用对新手妈妈也是有益的。

▎ 提前治好影响怀孕的疾病 ▎

月经不调一定要积极治疗，在治疗的时候，要告诉医生自己要备孕了。这样，医生在治疗的时候可以兼顾你的备孕需求。有的女性一直处于月经不调的状态，可能一辈子都好不了，所以不必强求把月经调整好再怀孕。

月经不调，有多种治疗方式。暂时不想生孩子的女性可以使用复方短效口服避孕药，或者使用孕激素定期调经。如果是有生育计划的女性，可以在医生指导下促排卵，这是很好的调经促孕两者兼顾的方式。

阴道炎、宫颈炎可能影响受孕。有一些宫颈疾病，如果孕前没有进行筛查，后续漫长的孕期也无法进行检查，可能会耽误已经存在的宫颈病变的治疗。

单纯疱疹是一种特殊的感染，会使胎儿的致死率升高，在备孕之前一定要治好。

在备孕前，还需要保持口腔健康，比如，有的女性存在智齿问题，如果一直没有处理，反复发作，则在孕期时由于激素影响，可能更容易发生牙周疾病，而孕期口腔治疗明显受限，也不能随意服用止痛药，疼起来的时候只能硬撑着。所以我经常提醒有备孕需求的女性，孕前一定要去做一个口腔方面的评估和诊治。

此外，有些妇科疾病，像子宫内膜异位症、子宫肌瘤等，也可能影响受孕。还有些妇科病，在孕期可能加重，比如，很大的子宫肌瘤，如果在孕前没有通过手术剔除，孕期因为激素的影响，肌瘤可能进一步长大。如果肌瘤发生变性，会引发腹痛，造成严重的感染，需要及时通过手术处理，那可能影响胎儿的安全。这种情况在临床上非常棘手。

有的女性卵巢部位有一个大的囊肿，孕前不处理，如果孕期发生囊肿扭转破裂，会加大孕期手术的可能性，对孕妇和胎儿都非常不利。

所以，建议大家孕前留意以上问题，提前看医生，把该治疗的疾病治好，至少要治疗到稳定状态，再进行备孕。当然，并不是说所有的子宫肌瘤或卵巢囊肿均需要治疗后才能怀孕，是否需要提前处理应该由医生检查后决定。

▎ 备孕时如何调理身体？ ▎

备孕前要不要调理身体？

在这里我还是主张适当调理的。现在年轻人压力特别大，甚至有些年轻夫妻跑来门诊告诉我，他们忙到没有时间过性生活。在这样的状态下，如果想要宝宝，不专门备孕是不行的。一分耕耘一分收获，夫妻需要有足够的性生活，懂得在性生活中排遣压力。

提到"调理"，有人会将之等同于吃补药。我所说的孕前调理，并不是指吃补药，而是指避免高强度的工作，拥有健康的生活方式，保持合适的体重，保证微量元素的供给，做到摄入营养的均衡。

有一些年轻的姑娘，长期有月经过多和贫血的问题，也需要在孕前做好调理。

▎备孕前 3 个月不抽烟、不酗酒 ▎

关于健康的生活方式，仁者见仁，智者见智。但达成共识的，一定有不抽烟、不酗酒。

不抽烟、不酗酒的状态至少要持续 3 个月，这是从精子和卵子的成熟周期出发得出的结论。

保持睡眠充足，不熬夜，适当运动，保证均衡的饮食，这些需要夫妻双方同时做到。

保持合适体重，这不仅仅与美观有关系，还跟能不能正常生育有关。

体重过重时不容易受孕；成功怀孕后，孕早期流产概率也大于体重正常的同龄女性；到孕晚期，肥胖孕妈妈患妊娠期糖尿病、妊娠期高血压疾病的概率也高于体重正常的同龄女性，即高危妊娠发生率明显升高。不仅孕妈妈不安全，胎儿同样不安全。即便千辛万苦，成功分娩，在胖妈妈的体内环境下孕育的宝宝，未来患上代谢性疾病的风险也会明显增高。

在门诊碰到一些比较胖的女性时我都会问："减肥困难吗？"大家肯定会告诉我，非常困难，也很痛苦。

我也理解这种痛苦，生活压力大，减肥非常不容易，但为了更好地孕育孩子，还是要努力地去控制体重。有一句话叫"不让孩子输在起跑线"，那么准妈妈们提前管理好体重，才是不让孩子输在起跑线的第一道防线。准妈妈们管理好自己的体重，则未来孩子经历这种减肥的痛苦的概率就会小很多。

正常体重是体质指数在 18.5～24，超过上限就是超重或肥胖，低于下限就是过瘦，过胖和过瘦都对生育不利。胖的女性要控制总热量摄入，选择高纤维、低升糖指数的食物，每天进行一些运动，把体重控制好；瘦的女性要多吃富含蛋白质和脂肪的食物，注意饮食均衡，适当运动，增加体重，对怀孕会更有利。

吃什么对备孕有好处呢？因为每个人的口味不尽相同，且中国幅员辽阔，各地饮食差异特别大，不必强求每个人都吃一样的食物。建议大家均衡饮食，保持种类丰富，每天吃的食物总量要控制。

中国居民平衡膳食宝塔的示例如图 12 所示。

我们可以按照示例来吃。

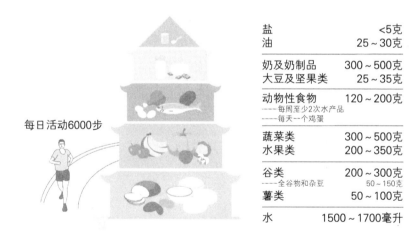

图 12　中国居民平衡膳食宝塔（2022）

每天还要保持一定的活动量。现在的很多男性，精子质量让人担忧。那么如何让男性的精子质量好一些呢？最起码要保持体态匀称、体重正常。体重正常的小伙子，精子质量也会更高一些；胖小伙儿则需要减肥，控制饮食，多运动。

怎样同房才能更易怀孕？

有没有让女性更容易受孕的方式呢？

建议在备孕的时候，不要令性生活太有目的性。

什么意思呢？

很多女性在计划要宝宝的时候，就完全带着这个目的和丈夫同房，结果让彼此特别紧张。性本身是值得愉悦的事情，不要太功利。太功利有可能让男方感到巨大的压力，影响男方的性能力。在临床上，有一个专门的名词，叫"排卵期勃起功能障碍"，也就是说，平时的状态都很好，只是在排卵期就"掉链子"了。

对女性来说，也是如此。如果情绪特别紧张，也会影响女性排卵。

即便已经进入备孕状态，也不要带着太强的目的性进入亲密关系。建议只要在没有月经的时候，都可以正常地过性生活，每周两到三次，身心愉悦，彻底放松，充分地享受这个浪漫的过程。

为了备孕，在性生活的姿势上确实有一些小技巧。性生活结束后，不要着急如厕或洗澡。可以垫个枕头，或者抬高大腿，也可以侧卧，保持这样的姿势 10～20 分钟。

这里有一个知识点：刚刚排出来的精液，实际上是不能直接受精的，需要液化以后才能受精。大多数情况下，精液在半小时以内完成液化，但在60 分钟以内液化的精液都算是正常的。所以，保持上述姿势，让它有充分的液化时间，并且让精液有机会通过宫颈管进入宫腔，会增大受精的概率。

备孕前的检查

人们希望优生优育，大部分人很重视检查。其实，备孕前的心理准备也很重要。健康的心理状态对于女性顺利地度过孕期和产后的阶段特别重要。建议双方提前学习一些与怀孕相关的经验，完善知识储备。而且这样的心理准备和知识储备，对接下来的育儿也是很有帮助的。要让自己提前进入准爸爸、准妈妈的角色，再去备孕。

此外，一定要进行孕前检查。

关于检查，很多姑娘、小伙儿问："我觉得我挺健康的，也要做检查吗？"或者有些姑娘说："我觉得我老公特别健康，我自己查查就行了。"这样的说法正确吗？

这些说法都是不正确的。许多疾病并没有明显的症状，要医生检查了才知道。比如，卵巢囊肿，有的姑娘到孕检的时候才发现肚子里有一个七八厘米的包块，就很棘手。

还有一些隐性疾病，可能导致胎儿畸形或者智力低下，最常见的疾病是甲状腺功能减退。自己可能没有感觉，但是激素指标已经不正常，这可能会影响胎儿的智力发育。

所以，备孕前一定要做检查。通过孕前的检查，帮助降低自然流产和胚胎停育的风险。当然，如果平时就定期体检，在常规体检的基础上，加上针对性的妇科检查、乳腺检查、口腔检查即可。

孕前检查应该怎么做呢？最好是月经干净以后 3 ～ 7 天内去检查。

如果要查男方的精液，检查前 3 ～ 5 天要避免性生活，这是为了给精子一定的成长时间。如果检查前一天刚刚有过性生活，那么精子就太"年轻"了，还没长成；如果已经太长时间没有性生活，精子又太"老"了。所以，3 ～ 5 天没有性生活再去检查精液，这个时候是最佳的时机。

检查前应饮食清淡，以免影响肝功能、血脂的检查结果。如果检查时要抽血，那么前一天晚上 12 点以后，就不要再吃饭、喝水。前一天的晚饭不宜过于油腻，更不要酗酒。

如果想怀孕，可以提前准备好早孕试纸，帮助自己第一时间发现怀孕。现在的早孕试纸灵敏度非常高，一般在受孕后两个星期就可以测到。

在用早孕试纸进行检测时，最好是晨起检查，在尿液滴到试纸上之后 30 秒到 5 分钟内去判断结果。因为晨起的尿液相对浓缩，其中与怀孕相关的激素浓度会更高，更加容易发现怀孕。

有些姑娘特别着急，赶快喝一大杯水，然后行尿液检查。可是，这样的尿液稀释了，有可能致使结果呈假阴性，检测不到真实的状态。

现在，试纸的可靠性已经相当高了，测试结果还是很准确的。当然，偶尔也会出现假阳性和假阴性，假阴性可能是怀孕时间太短，还测不出来。还可能是体内出现了一过性的生化妊娠的情况，也就是说受精卵确实是形成了，但没有顺利着床，所以可能出现早孕试纸一过性阳性（假阳性），但后续没有超声可观测到的胚胎形成。

如下这张表（表 8），供我们学习如何看早孕试纸。

表 8　教您看懂早孕试纸

结果	图示	表明
阳性		已怀孕
阴性		未怀孕
无效		操作失误

在操作正确的情况下，如果没有怀孕，就应该显示一道杠，即中间这行的情况。

如果在早孕试纸上什么都没看到，说明操作出现了失误，要重新测试。

如果怀孕了，除了对照部位的红杠，还会出现另外一道杠，也就是最上面这行的情况，两道红杠，经常被大家戏称为"中队长"。

通过早孕试纸可以发现怀孕，但不能证明是宫内孕或宫外孕。要想知道是否一切正常，需要去医院请医生帮助确认。

备孕期间还有一点要跟大家强调，就是不要乱吃药。

很多药物可以治疗疾病，但是如果在孕期服用，则有可能对胎儿造成负面影响（表9）。

表9　备孕要向这些药说：No！

治疗皮肤病的药	阿达帕林、夫西地酸、维A酸、烟酰胺等
抗生素	喹诺酮类（xxx沙星）等
降糖药物	格列吡嗪、格列齐特、格列本脲等降高血糖药物
镇静消炎药	大剂量阿司匹林、阿托品等
降压利尿药	氯噻嗪、利舍平、六甲溴胺等
抗病毒药物	治疗病毒性感冒、肝炎、支气管炎等的药物
其他	具体禁忌药物请遵医嘱

上面这张表中，列出的是部分可能会对胎儿有影响的药物。

有一种药比较特殊，名字叫他莫昔芬，是为年轻的曾患乳腺癌的人预防乳腺癌的复发而准备的。如果要备孕，他莫昔芬一定要停用。

现在乳腺癌的总体治疗效果还是不错的，很多年轻的乳腺癌患者就希望能够生育。

那么，年轻的乳腺癌患者什么时候能怀孕呢？要请乳腺科医生和妇产科医生一起商量，制定策略，再去停药，不要自作主张随意停药。

总而言之，备孕期吃各种药物时，需要更加谨慎。在医学上有个原则，称为简单原则，即在备孕期和孕期保持简单最好，非必要不吃药，主要原因是很多药物并无确切的在孕妇中应用的大量资料积累，并无充分证据证实其安全或不安全。

▌ 备孕要送走宠物吗？ ▌

现在的家庭规模越来越小，宠物在家庭里的地位越来越高。很多人就有一个疑问：备孕要不要把宠物送走？

从医学的角度来说，建议大家备孕时或者孕期最好不要养宠物，但是也不要草木皆兵。一般来说，家养的狗带有弓形虫的可能性并不大；家养的猫，有可能带有弓形虫，所以家有猫咪的孕妈妈不要接触猫咪的粪便。

同时，宠物的毛发可能引起哮喘或者过敏。

总而言之，最好不要在备孕时和孕期养宠物。如果要养，准妈妈最好不要直接去接触宠物。

女性呵护笔记

1.备孕是夫妻双方的事情，男女双方要共同准备，在孕前双方进行常规体检，并且注意调理好身体，治好疾病。

2.备孕时和孕期不建议养宠物，还要避免服用特殊的药物。

如何怀孕才能做漂亮宝妈？

女性读者们有没有过如下担心：

"一孕傻3年"；

孕期颜值下降；

长出讨厌的妊娠纹；

孕期反应大，情绪波动，水肿严重。

从客观上来说，怀孕的女性，身体会发生很大的变化，毕竟体内孕育了一个小人儿，激素自然就发生了变化。

子宫明显变大，乳房变大，乳头变黑，消化系统也特别容易受怀孕影响，出现很多的不适，比如，便秘、腹胀，甚至痔疮——原来没有痔疮的新得了痔疮，原来有痔疮的可能在孕期会加重。很多孕妇还可能出现尿频、反复尿路感染。大部分孕妇在早孕期都会出现很明显的尿频症状。

孕期性激素会发生明显的变化，尤其是体内的雌、孕激素非常高。女性在正常的月经周期中，以 pg/ml 为单位，经期时雌激素只有几十，黄体中期可以达到 200～300，怀孕足月时，雌激素可以高达上万。同时，催乳素也会随着孕周的增加逐渐上升。

准妈妈的皮肤在整个孕期会发生很明显的改变，尤其是一些怀男孩的妈妈，甚至某些器官都会发生变化。我自己怀孕的时候，别人都说我的鼻头变大、嘴唇变厚了，甚至我发现自己的手变大了。平时，我做手术的时候戴 6 号半手套，而进入孕期，就必须戴 7 号手套，这跟水肿也没有太大关系，应该是激素惹的祸。产后，一切又恢复到怀孕之前的状态。

怀孕期间的基础代谢率升高，增加了孕育生命的负担。而且在孕期，妈妈们很容易水肿。水肿本身有生理性，但有一些准妈妈是因为营养不够，导致低蛋白血症引起的水肿。

孕期可能会有一些不适。每个人的不适程度不一样。最早到来的是早孕反应。有的人可能吐得特别严重，有的人只是出现轻微的反应，有的人会表现为情绪障碍，还有的人会发生饮食习惯的明显改变，特别想吃某一样东西。比如，有些准妈妈怀孕前不吃辣，但在孕期特别爱吃辣。

有的女性在孕期皮肤可能会变差，长痤疮、长斑等。有一些怀女孩的妈妈，皮肤不仅不会变差，还会变得细腻、白皙。

▎ 要警惕孕吐引起的营养不良 ▎

有些女性，怀孕的时候会头晕，甚至会营养不良。

也许读者会有这样的疑问：现在生活条件这么好，还会营养不良吗？

真的会有。比如，由于早孕反应，吐得厉害，准妈妈无法好好吃东西，两三个月持续下来，就可能出现营养不良。有些孕妈妈的孕吐持续整个孕期，长期下来就很可能发生营养不良。

到了孕晚期，血容量增加，孕妈妈的低蛋白血症会加重，所以，孕妈妈们既要控制体重，又要保证营养。

另外，准妈妈在孕期的精神压力普遍比较大，容易失眠、抑郁，因为人们对未知的事情总是会有一些担心，对自己即将迎来的新身份既兴奋又惶恐。而且，即使现在的医疗这么发达，怀孕分娩仍然是一件充满风险的事。准妈妈们有一定的精神压力可以理解，但不要过分紧张。

考虑去正规医院的孕妇学校

准妈妈如何缓解精神压力呢？建议去医院的孕妇学校，学习与孕产相关的知识。

准妈妈的精神压力大多来对未知的惶恐。很多医院都有孕妇学校，准妈妈通过学习来储备知识，了解得多了，自然就不恐惧了。当然，前提是要选择靠谱的医院。

孕吐是最常见的早孕反应，半数以上的女性在停经 6 周左右的时候就出现了。孕吐程度轻的妈妈们只是恶心，早上起来不舒服；孕吐程度重的则不只是早上吐，而是一天中任何时间都可能吐，闻到或者看到不喜欢吃的东西会吐，坐车会吐，肚子饿会吐，吃饱了也会吐……总之随时随地都可能吐。

怎样应对孕吐呢？我本人就曾经是孕吐大军中的一员，但因为自己是医生，我知道孕吐是正常的，所以心理上没有那么大的压力。我会吃自己想吃的东西，吃得相对清淡一些，如果吐了，就漱漱口，歇一会儿再吃。这样，孕期的营养情况还不错，孩子出生时体重正常，我本人孕期的增重也在比较合理的范围内。

孕吐什么时候能结束呢？大部分人在怀孕 3 个月时就结束了，少部分人会持续更长的时间，到 4 个月、5 个月才停止，也有的准妈妈特别辛苦，整个孕期都在吐。如果只是轻微地吐，还能进食，就不需要看医生；如果因为孕吐而无法正常吃东西，处于营养不良的状态，就一定要去医院，让医生干预，补充营养。

还要观察小便的量，这是很简单但是很重要的指标。如果小便的量足够，则说明准妈妈的水分摄入量是足够的，可以先观察；如果吐得特别厉害，完全不能吃东西，甚至严重到喝水都吐，小便量也减少了，那就必须去看医生。

在下面这张图片上，完整地从医疗角度，把缓解孕吐的方法做了说明：

孕吐要怎么缓解？

1. 早晨进食干性食品，如馒头 / 面包干 / 饼干 / 鸡蛋等

2. 避免油炸及油腻食物和甜品

3. 适当补充维生素 B_1、维生素 B_2、维生素 B_6 及维生素 C 等

4. 孕吐完要刷牙，避免胃酸腐蚀牙齿

早上起来吃干的东西，是因为这个时候最容易孕吐。孕吐完以后一定要刷牙，如果觉得刷牙会引起恶心的反应，可以先漱漱口。要注意在这个阶段，刷牙的时候尽量不刷舌头，只刷牙齿，这样再次引起孕吐的可能性就会变小。

如何缓解孕期水肿？

孕期水肿是很多孕妇都会面临的问题，尤其是在孕晚期。

如何缓解水肿？

第一，充分休息。到了孕晚期，孕妇要尽量避免一些长时间站立的工作，早一点进入休息的状态。晚上睡觉前，把下肢抬高一会儿，能够有效缓解水肿。如果中午能午休一会儿，也把下肢抬高，对缓解水肿会有帮助。

第二，少吃含盐量大的食物。

第三，避免穿紧身衣，要穿宽松的纯棉的衣服。

如果水肿不仅仅局限在下肢，还出现在了眼睑，甚至有恶心、头疼的症状，一定要去看医生，因为这有可能是发生了妊娠期高血压。这是病态水肿，需要治疗。

如何缓解孕期的腰酸背痛？

孕妇的肚子里边有宝宝，这意味着她不仅负担着一个重物，而且重心也发生了改变，所以特别容易腰酸背痛。

如何缓解腰酸背痛的情况呢？除了尽量多休息，要注意的事项还有很多。

比如，需要合理地控制体重。怀孕期间不是越胖越好，很多医院有针对孕妇的营养管理课程，尤其是针对那些孕期很容易发胖的妈妈定制的课程。课程内容主要是教会准妈妈在孕期如何吃，如何进行适量运动。

孕妇很容易缺钙，因此，孕期要注意多晒太阳，补充维生素 D，多吃含钙量大的食物。从怀孕 4 个月开始，就要吃钙片。

借助辅助用品，缓解孕期身体压力

怀孕 20 周后，建议用托腹带，帮助减轻腹部过于庞大导致的压力。

还有一些"神器"，如"孕妇枕"，可以帮助减轻准妈妈侧卧时来自腹部的压力，让她们安稳入睡。

准爸爸也是非常好的帮手。如果感觉腰酸背痛，可以要求老公帮忙进行局部的按摩、热敷。准爸爸的抚触、按摩和安慰，不仅能够缓解准妈妈身体上的压力，还能让她们在心理和情感上舒适得多。

孕期其实是可以有性生活的，但是性生活最好是在孕中期，孕中期是胎儿最稳定的阶段，孕早期和孕晚期要尽量避免，以免引起流产和早产。

孕中期的性生活，可以使用侧方位，或者女上体位，尽量不要直接压迫胎儿。

▎孕期如何护肤？▎

准妈妈们的护肤和其他人有什么不同？

首先要关注妊娠纹。妊娠纹一旦产生则很难消除。如何减少妊娠纹呢？很重要的一点，就是从孕期开始就要控制好体重，避免体重增长过于迅速，还要避免孕期体重增加过多。

如果真的有了妊娠纹，只能等产后再去解决。孕期可以抹一些孕妇可用的护肤品来保护皮肤，但不要轻易使用祛妊娠纹的产品。祛妊娠纹的产品大都含维A酸，不能在孕期使用。现在有一些医美技术也比较发达，可以在产后祛除妊娠纹。

针对妊娠纹，最重要的还是预防。控制体重，不要让肚子太大。孩子的体重保持在合适的范围内，会让分娩的过程变得更加安全，对自身也更有利。

出生时体重在适当范围内的孩子，未来得代谢性疾病的可能性也会降低，所以，为了孩子未来的健康，要保证孕期体重控制在合理的范围内，不要在短期内增重太多。

在孕期，如果有皮肤干燥的问题，可以正常使用护肤品。但如果是色素沉着，要慎用祛斑产品，因为祛斑的产品中会含有一些特殊成分，可能会对宝宝产生伤害。

在孕期，要想预防色素沉着，重要的是做好物理防晒，避免化学防晒产品。建议在孕期少化妆，如果需要化妆，尽量化淡妆。

在孕期选护肤品，要留意成分表，一些特殊成分在孕期是不适合用的。

有一点需要提醒大家，很多姑娘喜欢用精油，但精油的成分比较复杂，当成分不明的时候，在孕期要少用。

在孕早期早孕反应严重的情况下，要尽量平衡饮食。同时，要保证叶酸的摄入。孕早期是胎儿的神经管发育的关键时期，此时，保证足量的叶酸摄入，能够降低胎儿神经管畸形的风险。

什么食物含叶酸最多？新鲜的深色蔬菜。所以，准妈妈每天要摄入足够多的蔬菜，还要保证摄入足够多的碳水化合物和蛋白质。孕吐反应最严重的时候，可以采用少食多餐的方式。

表10展示了适合准妈妈吃的富含叶酸的食物。

表10 提供200μgDFE叶酸的一天蔬菜食物

例1			例2		
食物	重量 /g	叶酸含量 / μgDFE	食物	重量 /g	叶酸含量 / μgDFE
小白菜	100	57	韭菜	100	61
甘蓝	100	113	油菜	100	104
茄子	100	10	辣椒	100	37
四季豆	100	28	丝瓜	100	22
合计	400	208	合计	400	224

一天要吃多少蔬菜，才能保证叶酸的摄入量？

根据表10，小白菜、甘蓝、茄子、四季豆各100克，或者韭菜、油菜、辣椒、丝瓜各100克，可以保证一天摄入200微克的叶酸。

每种食物的叶酸含量不完全一样，大家可以组合着吃。有条件的话，可以在孕前和孕早期补充孕妇专用叶酸片。

孕中期和孕晚期应该怎么吃？

这两个时期仍然需要均衡饮食，尽量做到食物种类更加丰富，既要保证摄入足够的碳水化合物，又要保证摄入足够的优质蛋白，每天还要补充足够的蔬菜和水果，另外，可以在饮食中加入坚果。总体原则是在均衡饮食的基础上注意补铁、补钙、补充蛋白质，因为肚子里的小宝宝需要很多的营养。

补铁的方法是多吃一些含动物血、肝脏的食物，还有红肉，就是牛肉、羊肉、猪肉。如果孕期检查时发现贫血，要在医生的指导下补充适量的铁剂。

此外，还要注意富含蛋白质的食物如蛋、奶的摄入，否则容易营养不良，影响宝宝的健康。

特别强调一下水果的摄入。每天可以吃水果，但不宜过多。水果里的糖分比较多。有的准妈妈很委屈地说，自己并没有吃太多东西，但体重增长得还是很厉害，仔细分析后发现是因为她每天吃了太多的水果。

对碘的摄入也需要注意，孕妇需科学食用碘盐和含碘食物。我国幅员辽阔，各地的食物中，碘的含量不同，比如，沿海地区常常吃海产品，一般不会缺碘；中西部地区食物的含碘量相对小一些，所以在补碘的时候，要结合当地的饮食习惯来科学摄入。

┃ 孕期如何控制体重增长？ ┃

孕期要不要控制体重增长？一定要。

之所以说孕期体重要合理增长，还真不是出于外表好看与否方面的考虑，更多的是为了母婴双方在孕期的安全。

有一些女性朋友会认为孕期不用进行身材管理，怀孕了就要多吃，甚至有的孕妇在整个孕期体重增加超过 25 千克。这是特别不可取的。这样做的后果可能会导致准妈妈患妊娠期糖尿病、妊娠期高血压疾病，同时新生儿变成巨大儿，分娩时易难产，明显增加母婴双方的危险。所以，孕期合理增重有助于降低上述风险，另外的益处还包括减少妊娠纹、有助于产后恢复等。

孕期体重增加的合理幅度应该在 12.5 千克左右，但也要因人而异。原来偏瘦的女性，孕期要适当多增加一些体重；原来偏胖的准妈妈们，在孕期体重则要控制严格一些。

怎么样保持好身材？

要兼顾饮食和运动两方面。

孕早期的体重不应该明显增加，孕中期只需要轻度增加。即便到了孕晚期，每个星期体重增加都不要超过 0.5 千克，1 个月不要超过 2 千克。

孕期能不能运动？

我们鼓励孕妇进行中等强度的运动，但不要做剧烈运动，每天的时长控制在 30 分钟左右。孕妇瑜伽是特别好的运动方式，还可以快走、跳舞，或做一些力所能及的家务劳动。但是要避免一些搬重物或者举高的活动。

运动要依据自己原来的运动基础和运动技能来确定，在自己身体情况允许的基础上，进行适当的运动。如果本身运动基础就薄弱，想要在孕期变成运动员，当然是不可能的。

▍ 孕期情绪 ▍

准妈妈的情绪很容易发生波动。

情绪波动多发生在刚刚怀孕的时候和孕晚期。刚怀孕的时候，会伴随着很多不适应，孕吐也会给情绪带来影响。

到孕晚期，身体的不适进一步加重，有的人出现水肿，有的人到了晚上都不能安稳入睡。从客观上来说，身体的不适也会引起心理的不适。而且到孕晚期，准妈妈们会开始担心自己能否顺利地分娩，这是一件性命攸关的事，自然会产生一些焦虑。

不仅在孕期，产后的情绪障碍也要重视。近年来产后抑郁越来越受到关注。

准爸爸要担起自己的责任，多关爱准妈妈。准妈妈也可以多做一些事情转移自己的注意力，比如，去逛逛街、散散步，找好朋友们聊聊天，听听音乐，跟同为准妈妈的朋友聊聊天，或和有过生育经验并且过程顺利的姐妹们多沟通，多获取正能量。

如果抑郁的情况特别厉害，影响到饮食和睡眠的程度，则需要进行医疗干预。不要觉得抑郁不是事儿，抑郁是疾病。

有的准妈妈因为担心自己怀孕变丑而郁郁寡欢，为孕期增加的体重产后是否能减掉而焦虑。其实，丑和美是相对的，我本人在怀孕期间鼻头变大、嘴唇变厚，脸上也长了很多斑，但在孕期总体上处于一个愉悦的、充满希望的状态，朋友说我真是"丑美丑美"的。

对于体重更是不必多虑。产后体重会出现生理性的降低，即使是在孕期时体重增加过多者，也可以在产后通过主动控制饮食和合理运动，来慢慢恢复身材，所以不需要太担心、太过焦虑。

女性呵护笔记

1. 孕期是一个特殊的阶段，生理上会发生一些特殊的改变，我们必须承认这个事实。

2. 在孕期，女性皮肤、身材等都会发生一些改变，不用过于担心，产后经过努力是可以恢复的。

3. 孕期需要控制体重的增长，要合理饮食、适当运动，做一个漂亮的准妈妈，生一个健康的宝宝。

产后如何快速恢复美貌和身材，做漂亮辣妈？

关于产后恢复，你有没有这些疑惑：

不坐月子会落下病根吗？

母乳喂养会导致乳房下垂吗？

产后身材能恢复到孕前吗？

阴道松弛还有救吗？

带着这些疑问，我们一起来学习。

如何轻松度过产褥期？

分娩以后，女性就进入一个特殊的阶段：产褥期。

处于产褥期的女性，身体会发生很多变化。从怀孕这个特殊的状态迅速恢复到非孕期状态，每一个器官的节奏是不一样的，比如，子宫需要花6～8周才能恢复到孕前。所以在民间流传一种说法，坐月子要坐两个月，叫双月子。

产后会发生以下明显的改变：

★乳房开始泌乳。

★产后第一个星期，是"多尿期"。尤其产后第一天，简直时刻想往厕所跑，因为孕期循环容量增加，产后这些体液怎么出去？排尿是主要途径之一。

★出汗很厉害，通常只需要几天的时间就能恢复正常。在这期间，要勤换衣服，不然很容易感染。

★肠蠕动减弱，容易便秘，要吃容易消化的食物。

★免疫力降低，要特别预防感染。

★产褥期可能有一些特殊的现象，需要大家注意，比如，宫缩痛。有些产妇产后的宫缩疼痛程度甚至可以达到和生孩子时一样。

★产后恶露一般会持续4～6周。根据分娩方式不同，持续时间不太一样。如果通过阴道分娩，恶露持续时间会短一些；如果是剖宫产，则时间会长一些。如果恶露没有什么异味，量也不多，就不要紧，但是如果恶露有臭味，而且持续时间很长，这往往是由厌氧菌的感染引起的，就一定要去看医生。

还有一个非常值得重视的情况——产后抑郁症。

产后抑郁症越来越受到大家的关注。如果对抑郁情况严重的新手妈妈不予关注，她们很可能会走向极端。

抑郁症一般容易在产后两周左右发生，在产后一个月左右最严重，一般在4～6周后会逐渐缓解。

产后抑郁到底是由什么原因导致的？目前仍未找到很确切的答案，推测可能与孕前雌激素较高而产后雌激素突然降低有一定的关系，但也并非绝对。可能还有一些其他的因素。有调查发现，孩子早产或者多产，又或者孩子出生时住院，家庭不和睦，等等，这些都容易引起产后抑郁。

如何预防和缓解产后抑郁呢？

作为家人，应该更多地去关爱新手妈妈。

有一些家庭，孩子一出生，所有人都把注意力放在孩子身上。新手妈妈从孕期的享受"皇后级"待遇瞬间变成无人问津，会感到失落。

新手妈妈跟孩子相处的过程中，因为缺乏经验，会感到手足无措，这也会增加她的挫败感，增加抑郁情绪。

来自其他人的压力。比如，有的人对新手妈妈说"你怎么搞的，孩子都不会抱""你的奶水也太少了"。这些外在压力，会加重新手妈妈的抑郁。

总而言之，作为家属，一定要去关爱新手妈妈，为她创造一个好的条件，新手妈妈自己也要尽量主动地调节，多想一些开心的事情。

如果在带孩子的过程中遇到挫折，一定要宽慰自己。没有人天生就会当妈妈，每个人都是从新手妈妈开始的，都是从没有经验，逐渐变得有经验的。孩子每一天都在长大，不用过于焦虑。

如果单纯的关爱减压已不能缓解产后抑郁，则建议心理科医生介入，进行专业诊疗。

▎ 坐月子 ▎

月子，是一直存在争议的话题。

在西方很多国家没有坐月子的习惯，现在有很多人也因此而认为坐月子不科学。

我个人的观点是，坐月子还是有必要的，但要科学地坐月子。为什么要坐月子？因为在产褥期，女性的身体确实会有很大的变化，适当地让产妇好好地休息一段时间很重要。坐月子可以帮助新手妈妈们从孕妇的状态迅速恢复到非孕的正常状态。

坐月子应该讲科学，不要用那种古老的方式——包头巾、不能见风、不能见光、不能洗澡和洗头发。

前两年有一则新闻报道，不给刚刚在酷暑季节分娩、正在坐月子的新手妈妈的房间开空调，结果，新手妈妈因为中暑身亡。这真的是太不应该发生的悲剧了。

如何科学地坐月子？

首先要早下床、早活动。有的人认为要产后一周才能下床，这是不正确的。如果是剖宫产，次日早晨就可以下床，如果是阴道分娩，则在几小时以后就应该下床活动。

如果在产后不活动，容易发生血栓。适当地活动可以帮助子宫恢复、排出恶露。

产后要尽快地解小便，要用干净的温水清洁会阴。

老式的"坐月子法则"认为产后不能洗澡，这是必须摒弃的。产褥期容易出汗，不仅应该洗澡，而且要多洗澡，但洗澡有讲究，要淋浴而不要盆浴。

以前为什么坐月子不能洗澡？因为以前卫生条件差，也没有空调，洗澡时的环境温度不能保证，产后洗澡容易着凉，从而引发各种感染，所以就干脆不许洗澡。现在，大家的生活条件好了，所以要鼓励产妇产褥期洗澡。但产褥期洗澡时间不宜过长，边上需要有人接应，尤其是产后首次洗澡时。

乳房也要进行护理。早开奶，让孩子把奶水吸出来，保持乳房的畅通。这样既能保证孩子的口粮，又能避免得乳腺炎。很多新手妈妈曾被乳腺炎折磨得痛不欲生。如果乳头局部有皲裂，可以用自己的乳汁去涂抹。

产后的饮食要少食多餐，注重营养均衡。强调一点，在饮食上不要过于大补。不少准妈妈在怀孕期间体重控制得挺好，因为产科医生们对孕妇进行了严格的管理，不让孕妇体重增长得太快。结果产后没人管了，体重反而长了 20 多斤。

坐月子期间能不能开空调？当然可以，但不要让空调风直接往身上吹。可以让产妇在一间屋子里待着，而将另外一间屋子的空调打开，等冷空气过来之后，产妇所在的房间的温度就不会过高。

传统的坐月子误区：

1. 坐月子的时候不能洗澡、洗头、刷牙。

2. 月子期间要完全卧床，不能活动。

3. 月子期间要门窗紧闭，不能通风。

4. 月子期间要大量吃鸡蛋。

注意：月子期间吃鸡蛋是对的，但大量吃鸡蛋是不对的。要保证食物的多样性，保证充足的营养摄入。

▎产后如何恢复体态？▎

收腹带和骨盆带有用吗？有用，会帮助产妇更快恢复体态。根据不同的情况，使用的时间不一样。收腹带可以在产后立即用，骨盆带则要稍微等几天。如果是顺产，要等两三天以后再使用；如果是剖腹产，则要等伤口愈合以后才能使用。不管是哪种，都不要固定得太紧。

但收腹带和骨盆带的作用是很有限的，最有效的恢复体态的办法是运动。增加运动量，可以帮助产妇迅速恢复身材、恢复体态。如果有条件，可以去健身房，请教练帮助有目的地塑形，这样会事半功倍。

产后多久可以运动？

如果只是缓慢散步，产后一周左右就可以进行；但如果是剧烈的、有一些力量的运动，就要分强度。还要看女性的运动基础。

比如，瑜伽有一些针对产后恢复的舒缓的拉伸运动，只要体力能够承受，就可以很快地做起来。产褥期应避免下蹲或者需要提重物的活动，因为此时盆腔的脏器本身就松弛，要是再进行这样的运动，会容易引起脱垂。

鼓励产妇做一些强度不大的肌肉训练，比如，游泳可以起到很好的塑形作用。

最后，产后还是要均衡饮食，饮食要清淡一点。如果需要哺乳，则要保证足够的营养摄入。产后避免喝浓茶、咖啡这类刺激性食物，避免烟酒。对于其他的食物没有太大的限制，每样都可以吃，但是要控制总量。

产褥期一天饮食搭配举例

1. 早餐：菜肉包子、小米红枣粥、拌海带丝

   早点：牛奶

2. 午餐：豆腐鲫鱼汤、炒菜瓜、米饭

   午点：苹果

3. 晚餐：鸡汤、虾皮炒小白菜、米饭

   晚点：牛奶、煮鸡蛋

┃ 产后可以用护肤品吗？ ┃

当然可以。简单的基础护肤肯定是可以的，不要用太刺激的成分，避免涂指甲油、涂口红。避免烫发、染发，因为这其中接触的化学制剂，可

能会导致宝宝过敏。

有一些药物是治疗妊娠纹的，可以在哺乳期结束之后再用。有一些医美，比如，激光，可以帮助消除妊娠纹。不过，对于淡化妊娠纹来说，最重要的是预防，已经存在的妊娠纹，很难完全消除。

▎产后如何进行性生活和收紧阴道？▎

一般来说，要等产褥期过后，才可以恢复性生活。产后 42 天，产妇要去医院进行复诊，等医生检查，确认身体没问题后再过性生活。

很多女性为产后阴道松弛而苦恼，其实不用太担心。一般来说，3 个月以后可以自行修复。也可以通过主动训练帮助恢复。比如，凯格尔运动对修复盆底肌是比较有效的。缩阴道的时间最理想的是缩 5 秒，再放松 5～10 秒。如果是从来没训练过的女性，最初收缩不到 5 秒也没关系，可以从缩 2 秒开始。

凯格尔运动有一个好处，不需要特定的场地，女性自己不论是躺着、坐着，还是站着都可以做。最开始，建议早、中、晚各做 1 次，每次做 15～20 个；练习一段时间之后，可以将数量增加，把每次收缩的时间延长。做凯格尔运动时，不要屏气，要自然地呼吸。

有条件者，还可以辅助阴道的电刺激疗法帮助阴道恢复。

我们再回到本节最开头，对曾经疑惑的问题进行分析。

怎样坐月子才不会落下病根呢？

要科学地坐月子。科学坐月子，也就是说要让女性适当地休息，同时注意营养和运动。

母乳喂养会导致乳房下垂吗？

乳房下垂是产后不可避免的，但是可以通过塑形运动来帮助恢复。

产后身材还能恢复到孕前吗？

只要你有足够的毅力，一定可以。

阴道松弛还有救吗？

可以通过做凯格尔运动进行恢复。如果情况特别严重，可以请医生帮忙做产后修复。

女性呵护笔记

1. 产褥期是指从分娩到产后 42 天。

2. 产后需要注意均衡饮食，合理地运动，来帮助恢复体态。

3. 产后可以自行做凯格尔运动，帮助恢复阴道的紧致。

如何安全避孕？

科学避孕至关重要。

首先，科学避孕能有效避免由于意外怀孕而导致的流产。我们都很清楚，流产可能对女性身体造成伤害。

其次，科学避孕有助于优生优育。如果反复避孕失败，多次人工流产，可能引起不孕症或习惯性流产，影响后续正常的孕育过程。

最后，科学避孕有助于主动地控制和选择生育，这非常重要。如果你很年轻、事业刚刚起步，身体、心理、财力等各方面都没做好准备的时候，一个小生命的意外降临，会打乱人生计划，人生之路可能会完全不一样。所以，主动控制生育是非常有必要的。

科学避孕还可以预防性传播疾病。

| 正常受孕与避孕原理 |

大家可以通过图 13，先了解正常生育的过程，这样才能针对生育的环节，科学避孕。

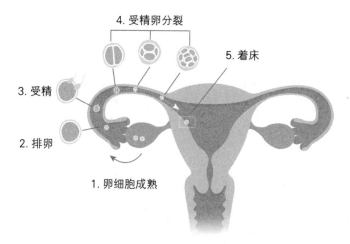

图 13　正常受孕的关键环节

最中间的倒三角形结构是子宫，两侧像小辫子一样的结构是输卵管，在输卵管的"胳肢窝"底下藏着的就是卵巢。

女性的卵子在卵巢的卵泡中发育成熟，排出来。输卵管的伞端特别柔软，就像小手一样抓住卵子[1]，卵子沿着输卵管的伞端往上走，然后在输卵管最宽敞的部位，静静地等待精子的到来。

如果正好这个时候有精子进来，那么精子和卵子在输卵管最宽敞的部位结合，形成受精卵。受精卵沿着输卵管往回走，在子宫内膜着床，生根

1　正常人体含 23 对染色体，为二倍体；精子和卵子为男性和女性的生殖细胞，分别含有 23 条染色体，为单倍体。虽然我们通常将卵子和精子连在一起说，但实际上在卵细胞与精子结合的瞬间，卵细胞才完成第二次减数分裂成为卵子（单倍体），此前严格来说还不能称之为卵子。此处为了便于大家理解，将排卵时的卵细胞称为卵子。

发芽，长大，最后由母体成功分娩出小婴儿。

如果要避孕，可以从哪些环节着手？这个问题需要从正常怀孕过程的要点进行逆向思考。

首先，抑制卵子产生或成熟。这种避孕方式是从根源上解决问题。常见的口服避孕药、避孕针，都能抑制卵子成熟。

其次，阻止精子和卵子见面。这样的避孕方法叫屏障法。男性使用的屏障是阴茎套，就是通常讲的避孕套，这是大家熟悉的、常用的避孕工具；女性用的屏障是阴道套，应用相对较少。

此外，在女性的宫腔里放置一个节育器，干扰宫腔环境，让受精卵无法成功着床，也是一种很好的避孕方法。宫内节育器最初被做成圆环形，所以被广大女性称为"环"或"避孕环"。其实现在宫内节育器有多种形状。

以上避孕方法是可逆的。如果只是暂时不想生育，可以采用以上这些方法。

还有特别决绝的方法，一点后路都不留，被称为绝育术。女性绝育术一般是把输卵管从根部或者从最细的地方截断，甚至把输卵管切除；男性绝育术则是切断男性输精管。绝育术从本质上来讲也属于避孕方法，但仅适用于年龄较大且再也没有生育意愿的人，通常不建议年轻人采用绝育术。

安全期避孕、体外排精避孕靠不靠谱？

大家多少听说过一些避孕方法，比如，安全期避孕、体外排精、安全套、紧急避孕药、复方短效口服避孕药、宫内节育器，还有输卵管结扎。这些方法是否可靠呢？下面就先针对安全期避孕、体外排精避孕这两种较为常见的避孕方法进行分析。

第一种方法：安全期避孕。

这种方法听起来很美好，但实际应用起来很不靠谱。

为什么说它听起来很美好？因为在理论上，每一位女性都可以通过计算安全期，避开排卵期来进行性生活而避孕。但实际上，没有一个女人从初潮到绝经的数十年间，能够保持月经周期完全不变。月经周期不固定，那么根据月经周期计算而来的安全期就不固定，所以，这种方法并不是那么可靠。

而且，很多人对于安全期只了解一些皮毛，很难准确地计算和推测。

即便月经周期规律，我们也不能低估了男方精子的"寿命"，总有一些"superman"（超人）存在，其精子存活时间比人们预期中的要更长。研究发现，有的男性精子质量特别好，甚至在同房一个星期以后，他的精子在妻子的阴道里仍然有活性。这样的情况下，用安全期避孕就很不可靠了。

曾经有女性疑惑不解地问："我只是在月经刚刚结束之后有过一次同房，离排卵期还很远呢，属于绝对的安全期啊，怎么就会怀孕呢？"

我们可以分析一下。假设一位女性的月经周期是 28 天，月经期 7～8 天，预估排卵日是第 14 天。如果在月经干净后同房了，那么从同房这天到排卵期，中间只有 6 天左右的时间。如果精子质量特别好，是很有可能怀孕的。

更何况排卵期的计算并不是绝对准确的，所以用计算安全期的方式避孕并不可靠，尤其是对那些月经不规律的女性而言，几乎是无效的。

利用安全期避孕导致失败的概率，大概是多少呢？曾经有人做过统计，一年当中，安全期避孕的意外怀孕率最高可以达到 25%。也就是说，一年内每 4 个采用这种方法的人中，有 1 个人会意外怀孕。

第二种方法：体外排精。

很多伴侣采用这种方法，这种方法理论上来说很好，不用借助额外的用品，而且听上去很安全。

但现实情况是男性在产生兴奋感的时候，分泌物中就已经有少量的精子。这时的精子数量虽少，但已经能够让女性怀孕了。

作为医生，我接触过不少总是采用这种方法的伴侣，实际上这种方式对男性的性心理、性快感可能产生一些负面影响，因为男性总担心"忍不住"。

不建议通过体外排精避孕的另一个理由，还是失败率太高。在一年中采用体外排精而意外怀孕的概率，最高可以达到 20%。

建议大家把每一种避孕方式的失败率牢牢地记住，因为这是选择避孕方式最重要的依据。

| 避孕套避孕靠不靠谱？ |

以上两种避孕方式都不推荐，那接着来看第三种避孕方式：避孕套避孕。

避孕套有男用款，也有女用款，多数情况下我们谈到的避孕套是指男用避孕套。避孕套除了能够避孕，还可以有效地预防包括艾滋病在内的一系列性传播疾病。

避孕套使用起来比较方便，它不是药，也不需要往身体内植入异物，所以大家对它的接受度比较高。

采用避孕套避孕有缺点吗？避孕套避孕的有效率与使用者有关系，如果使用不当，也容易避孕失败。而且避孕套有可能引起使用者橡胶过敏或者妇科炎症。

如果使用得当，一年内的避孕失败率一般小于 2%。如果使用方法不正确，比如，新婚的伴侣没有性经验，避孕失败率会高一些。

也有一些男性，为了追求快感，等到快要排精时才戴避孕套，失败率也会大得多。

综上所述，避孕套是需要合理使用的：首先要全程使用，而且每次都要用，不要抱着侥幸心理，以为就一次不用不要紧。很多人往往一次就"中招"了。

避孕套在使用过程中一旦破损或者脱落，一定要及时再补上其他的辅助避孕措施。

特别强调，每次使用之前，要检查一下避孕套是否完好，如果避孕套破损，就不能起到有效避孕的作用。

▎体内放"环"避孕有效吗？▎

在子宫内放置节育器就是我们经常说的"上环"。最典型的宫内节育器是环形的，所以大家简称宫内节育器为"环"。但实际上现在的宫内节育器还有其他形状，比如 T 形、宫形、γ 形等。

用避孕环的最大好处是能进行长效管理，不需要在性生活中再辅以其他方式避孕。

避孕环分不同的类型。

第一类环叫作惰性环，是完全不带药物的。

第二类环是含铜的宫内节育器，这是目前使用最为广泛的宫内节育器。这种节育器有抗菌消炎的作用，能够规避惰性环可能对女性造成的感染伤害。

第三类环是一种新型的节育环，这种节育环可以在子宫局部释放孕激素。首先，它能起到避孕的作用；其次，因为含有孕激素，还能治疗很多疾病，比如，异常子宫出血、月经过多、月经频发、子宫内膜异位症、子宫肌腺症，以及严重的痛经等。虽然国际上有多种类型含孕激素的宫内节育器，但在中国大陆仅有唯一的一个类型产品。

还有一类宫内节育器，局部能够释放抗纤溶药物或吲哚美辛，可以治疗女性的异常子宫出血。其避孕机理是通过干扰宫腔环境，阻止受精卵着床，从而达到避孕的目的。

节育器的种类很多，女性朋友在"上环"之前，应该先和医生沟通，了解适合自己的节育器类型，清晰地记下来。这样，万一将来需要看妇科医生，可以准确地告诉医生，自己放的是哪一种节育器。

不同的节育器，有效的时间不一样。

能够释放孕激素的节育器，通常建议使用年限为 5 年。如果放置释放孕激素节育器是用来治疗子宫肌腺症的，有效时间会更短一些。

含铜节育器的使用年限就很长。对于后续没有生育需求的女性，如果没有特殊情况，甚至可以直接到绝经再把它取出来。

放置节育器可能有哪些副作用呢？

首先，身体内有异物感。很多女性会在刚刚上环的时候，觉得下腹有些坠胀，但通常随着时间推移，这种不适感会逐渐减退直至消失。

其次，异常子宫出血。可能在上环以后出现经量增多、经期过长的情况。

如果是含有孕激素的宫内节育器，则比较特殊。在刚放置的前半年以内，常会有断断续续的出血，但随着时间推移，异常出血的症状会减轻，通常半年过后就会逐渐好转。由于这种宫内环含有孕激素，月经量会明显减少，大概有 20% 的女性可能会出现闭经。但这种闭经不是绝经，因为它不会干扰卵巢的正常运转，卵巢功能还是正常的。此时卵巢还在排卵，只是因为局部有大剂量的孕激素作用，子宫内膜不脱落了。

前文讲"月经血量过少是否需要治疗"时，用过"温度计"作类比。我们如何判断屋子里的温度是否合适呢？最直接的方法是观察温度计显示的温度是否在适宜的范围。如果把激素的分泌，比作屋子里的温度，那么月经就相当于屋子里的温度计。卵巢功能好，激素分泌正常，就好比屋子的温度是合适的；月经正常，就相当于温度计反映出温度合适。

但是，如果放了含有孕激素的宫内节育器，就相当于干扰了温度计的工作。这时要判断室内的温度是否合适，看温度计就不管用了。放了含有孕激素的宫内节育器以后，来或者不来月经都不能说明卵巢功能是否有问题，不能说明激素的分泌是否正常，这个时候，月经已经不能作为观察的重点了。

再说说如何放置避孕环。

避孕环的放置需要由医生操作，但对放置的时间有要求。绝大多数的避孕环应该在月经干净后 3 ～ 7 天内放置，这时放了避孕环，就能直接起到避孕的作用。

带孕激素的避孕环，与别的避孕环的使用方法不一样，为了缓解后续异常出血的问题，并且减轻放置时的痛苦，建议在月经即将干净的时候放置。

每一种避孕环到底应该什么时候放，最简单的方法是听接诊医生的安排。

放置避孕环之后，什么时候取出呢？

不同的宫内节育器的寿命不一样。有的是 5 年，有的是 10 年，甚至有些避孕环我们在临床上是长期放置的，直到绝经以后才取出。判断绝经的标准，不是月经一个月、两个月不来，而是要一年以上不来。

取出宫内节育器之后，避孕作用立即消失。

宫内节育器是一定要取出的吗？任何问题都不能一刀切地回答。

通常情况下，当女性没有了避孕需求，比如，绝经了，就建议取出避孕环。因为绝经之后，缺乏雌激素的滋润，子宫会逐渐萎缩，但放置的宫内节育器并没有变小，那么它就有可能会嵌入子宫壁中，甚至可能发生移位。临床上我们见到过各种各样的宫内节育器移位现象，甚至有的会穿破子宫壁，穿到腹腔里，扎伤肠管，造成很严重的后果。

宫内节育器有不同的材质，金属材质的宫内节育器会影响核磁共振检查。试想一下，如果某位女性本来需要做盆腔或腹腔核磁共振检查，但由于体内有金属环，导致检查无法进行，就可能会影响疾病的诊断和治疗。所以，一旦没有避孕需求，建议大家及时取出宫内节育器。

为什么在前文特意强调，任何问题都不要一刀切地给出答案呢？

因为在临床上有过一些特殊情况。有的女性由于种种原因忘了将避孕环取出，现在已经80岁了，来医院咨询是不是一定要取。

我的答案是，如果这时候没有出现嵌顿和移位等问题，那么完全可以不取。一是因为取环本身也会带来一定的风险。因为在女性刚刚绝经时将避孕环取出，风险并不大，但绝经多年的女性，子宫已经变得很小，整个生殖系统都严重萎缩，这时候取环就会有一定的风险。二是80岁的女性，通常已经绝经30年，如果到这个时候环还没有嵌顿和移位，那么后续发生这些情况的可能性也不大了。

关于避孕环，在临床上经常遇到一些具有代表性的问题。

第一个问题：避孕环会导致宫外孕吗？

其实不会。

避孕环放置在宫腔里，由于避孕环的阻挡，受精卵不能在宫腔着床，从而起到避孕的作用。

如果出现了宫外孕，也就是说受精卵在宫腔外着床，比如，在输卵管着床，可以想象一下，在这种情况下避孕环还能起作用吗？当然不能。因为避孕环放置在宫腔内，所以宫内节育器只能预防宫内怀孕，不能预防宫外孕，也不会主动导致宫外孕。

第二个问题：避孕环会增加盆腔感染风险吗？

如果是在本身没有妇科炎症的情况下，在正规的医院进行操作，放环并不会额外增加盆腔感染的风险。但如果操作不规范，在一些没有卫生保障的场所进行操作，就有可能增加盆腔感染的风险。

第三个问题：避孕环是否能预防性病？

避孕环的位置在子宫腔内部，所以，它不能预防性病。避孕套可以起到预防性传播疾病的作用。

第四个问题：避孕环会不会导致肚子疼？

对绝大部分人来说是不会的。但是刚刚放置避孕环时，人体会出现一种排异反应，所以有些女性会觉得小肚子有坠胀感。考虑到这一点，所以有的地方和单位，会在女职工放置避孕环后，提供两天法定假期。不过，放置避孕环不应该引起长期的肚子疼。如果放置避孕环很长时间了，还是感觉肚子不舒服，就需要去医院就诊。

第五个问题：避孕环会导致月经不调吗？

如果是含有孕激素的特殊宫内节育器，会导致月经量明显减少，甚至会出现闭经。但这种月经不调不是"副作用"，是有正面作用的，可以用来治疗月经过多，或者治疗由子宫肌腺症引发的痛经问题。

不管哪种类型的避孕环，确实存在导致部分女性肚子疼和月经不调的风险。如果持续得不到缓解，则需要将避孕环取出。

第六个问题：还没生孩子，可以放环吗？

如果还没有生育，但是已经有性生活，而且短期内没有生育的计划，是可以考虑放置避孕环的，因为宫内节育器对生育有一个长效的管理，可以最大限度地避免意外怀孕的发生。

如果只是暂时不想生育，比如，准备半年后备孕，就不建议放置避孕环了。在这种情况下，建议用短效方式避孕，比如，使用复方短效口服避孕药或者避孕套。

女性呵护笔记

1.安全期避孕和体外排精避孕，都不是靠谱的避孕方式。

2.使用避孕套可以安全、有效地避孕，但是要全程使用，且每次都要用。每次使用前，都要检查是否完好。

3.宫内节育器是一种长效的避孕方式，可以提供有效的避孕保障。

避孕药如何使用更科学、无伤害？

我们常常会听到这样的说法：避孕药不能吃，避孕药会扰乱内分泌，长时间吃避孕药会伤身体，而且避孕效果不好。

这是对避孕药的极大误解！

复方短效口服避孕药对身体有没有伤害？

避孕药有很多种类。

第一类是短效避孕药。短效避孕药是一天吃一次。

第二类是长效避孕药，可以打针，也可以口服。长效口服避孕药因副作用明显，已渐趋淘汰。

第三类是紧急避孕药，也叫事后避孕药。

我们先了解最常见、最安全的避孕药——复方短效口服避孕药。

复方短效口服避孕药特别安全，只要女性认真服用，就能够可靠地避孕。

这是避孕的一线药物，不影响生育，停药以后立即失效。在国际上，复方短效口服避孕药曾经被誉为"20世纪最伟大的发明"。

自从有了复方短效口服避孕药，无数女性得以走出家门，正常参加工作。在此之前，生育是极不可控的，而且主要取决于男方的意愿。很多女性一辈子的黄金时光都在经历生育，承受了极大的风险。有了复方短效口服避孕药，女性完全可以由自己来掌控生育。

复方短效口服避孕药是何方神圣？成分是什么？它以孕激素为核心成分，为了缓解出血问题，还添加了小剂量的雌激素。之所以称为复方，就是因为它既含有孕激素，也含有雌激素。

使用复方短效口服避孕药时，一般是从月经的第1～5天中任选一天开始服用，每天1片。

连续服用的天数并不统一，这与每种药物的设计有关。目前，中国市面上的复方短效口服避孕药，绝大多数是一盒21片装，可以从月经来潮第5天开始，一天服用1片；服完以后等着月经来潮，直到下次月经来潮的第5天起再继续服用。也可以在服完21天药物后等7天再开始下一周期服用。两种方法表述不同，实际上临床应用后会发现效果是一致的。21片包装的复方短效口服避孕药又可进一步分为单相片、双相片和三相片。顾名思义，单相片指的是一盒药里面雌激素和孕激素的剂量配比是固定的，只有一种类型。双相片和三相片，又称为多相片。双相片指的是一盒药中有2种不同剂型或者不同剂量的药；三相片指的是一盒药中有3种不同剂型或者剂量的药，需要根据说明书和包装的指示顺序，在月经周期的不同阶段服用相应剂量或者剂型的药物。

有一种新型的复方短效口服避孕药是一盒28片。那么28片的避孕药该怎样服用呢？从月经的第1～5天中任选一天开始，每天1片，连续服用，即使来了月经也不要停止服用。对于使用者而言，这样服用的好处是不用计算日子，只要开始服用后每天都用，不容易出错，也不容易漏服，比较简单。

最新型的一盒28片的避孕药中选用的孕激素也有改进。其他避孕药中的孕激素，容易让人产生肿胀的感觉，甚至有使用者会觉得服用之后体重增加了。而这种新型的避孕药中所含的孕激素是屈螺酮，具有排水、利尿的作用，所以，女性吃完以后会觉得身体轻盈。

每盒28片的避孕药中，雌激素的含量也有所下降。目前市面上绝大多数的复方短效口服避孕药里所含的雌激素都是炔雌醇，一般每片含30～35微克。而在这种新型避孕药中，炔雌醇减少到了20微克，大大地降低了由雌激素引起的副作用。

复方短效口服避孕药安全有效，但是在中国，总体上女性朋友们对于复方短效口服避孕药的接受度是比较低的。很多人一听说"避孕药"这三个字就心生排斥。其实，它除了有避孕作用以外，本质上是含有孕激素、雌激素的制剂。我们不妨给它换个名字，叫"调经药"，也许大众就更容易接受了。

复方短效口服避孕药的功效

它可以避孕，可以调理月经，可以缓解经前综合征，还可以治疗痤疮、多毛。有的年轻姑娘的脸上反复长痤疮，影响美观；还有一些姑娘身上的毛发过于旺盛，唇上或下颌长毛，这时，用复方短效口服避孕药能够达到显著的治疗效果。

它可以治疗痛经，不论是不明原因的原发性痛经，还是由于子宫内膜异位症、子宫腺肌症引起的继发性痛经，通过复方短效口服避孕药都能有所缓解。它还可以显著地减少子宫内膜息肉的复发。

另外，还有研究发现，复方短效口服避孕药可以从某种程度上降低子宫内膜癌的发生概率。这个道理很简单，如果女性长期无排卵，没有孕激素作用，子宫内膜就容易生病，发生子宫内膜不典型增生，甚至子宫内膜癌。而复方短效口服避孕药中的适量孕激素，可以减少这种情况。

使用复方短效口服避孕药是欧美女性最常用的避孕方式，很多女孩子从不到二十岁就开始吃，一直吃到绝经。

吃复方短效口服避孕药的过程中会出现异常子宫出血吗？

复方短效口服避孕药本身是一种调经药，但是在服用初期，服用者可能会有一些异常子宫出血。异常子宫出血有可能是在认真服药、不漏服的情况下出现的滴滴答答的出血，也有可能是因为漏服，或者是说前一天是早上服，后一天是晚上服而产生的乱出血。发生异常子宫出血时，医生首先要询问有无漏服药物等情况，并且要嘱托每天定时服用，不要漏服。

规范服用复方短效口服避孕药以后，仍可能会发生异常子宫出血，如果量很少、时间短，也不用担心，一般3个月以后会逐渐好转。但如果长时间地出血，或者出血量比较大，就要小心，这种异常出血有可能是由其他问题导致的，而不是单纯地由药物引起。

人总有疏忽的时候，万一漏服了，怎么办呢？

以每盒21片的药物为例（月经第5天开始服用），如果在不同时间漏服了，怎么应对呢？

漏服短效避孕药怎么办？

1. 若在服用第一周时漏服且有性生活，则需要服用紧急避孕药；若在服用第一周时漏服但没有性生活，则需要补服，并且在接下来的7天内结合其他方式进行避孕。

2. 若在服用第二周时漏服，需马上补服，无须额外避孕措施。

3. 若在服用第三周时漏服，则应当立即停药，7天后重新开始服药。

如果是每盒 28 片的药物，且漏服发生在前 21 片，处理时与每盒 21 片的药物同时期漏服同样对待；如果漏服发生在第 22 ～ 24 天，则应当立即停药，7 天后重新服药；如果漏服发生在第 25 ～ 28 天，则可忽略，继续服用即可。

以上是漏服以后补救的方法，当然，最好的办法还是尽量不漏服。

关于复方短效口服避孕药，很多人会存在如下问题。

第一个问题：停药多久来月经？

一般来说，每盒 21 片的药物停药 2 ～ 7 天就会来月经。但如果停药一天就来了，这也没有问题，属于正常范围内。每盒 28 片的药物，通常在第 25 ～ 28 天会来月经。

第二个问题：会影响生育能力吗？

不影响。这一点是很肯定的，而且复方短效口服避孕药对于患多囊卵巢综合征女性的生育还有帮助。这些女性服用复方短效口服避孕药一段时间，可以帮助降低异常升高的雄激素，停药以后有助于恢复排卵。

总之，复方短效口服避孕药不影响生育能力。

第三个问题：停药多久能够备孕？

一般情况下，停药之后，在本次月经结束后就可以怀孕。但为稳妥起见，建议停药一到三个月经周期后怀孕。

如果女性本身就患有多囊卵巢综合征，就不用停药了，因为停药后，雄激素可能再次升高，内分泌反而会紊乱，影响怀孕。

第四个问题：哺乳期能用复方短效口服避孕药吗？

复方短效口服避孕药中含有雌激素，因此在哺乳期不推荐使用。哺乳期最好是用避孕套或者宫内放环的方式进行避孕。如果哺乳期要使用口服避孕药，可以选择只含有孕激素的短效口服避孕药。

第五个问题：吃复方短效口服避孕药期间有没有什么禁忌呢？

在服用复方短效口服避孕药期间，不建议饮酒、吃含有酒精的食物。另外，利福平、抗结核药、安眠药、抗生素都是不建议和避孕药一起使用的。

同时要避免抽烟。复方短效口服避孕药会增加血栓风险，单独使用时血栓风险是很小的。但是抽烟也会增加血栓风险，如果两者一起作用，那么血栓的风险会明显升高。

第六个问题：人人都能吃复方短效口服避孕药吗？

并不是。比如，患有严重的糖尿病、高血压，存在肝肾功能异常或者甲状腺功能亢进症（甲亢）问题，以及患有动静脉血栓疾病的患者，都不能服用避孕药。另外，年龄大于 35 岁，同时还有吸烟的习惯，也不建议服用，因为会增加血栓的风险。

患有先兆性偏头疼的女性也不适合服用。

恶性肿瘤、癌前病变、乳房肿块性质不明的女性或乳腺癌、哺乳期的女性也不宜使用复方短效口服避孕药。

此外，还有在说明书中提到的所有其他不宜应用的情况，比如，服用药物后副作用特别大，感到特别恶心等，都应避免服用。

▎ 避孕针 ▎

避孕针是一种长效的避孕工具，这种针通常埋植在上臂的皮下。避孕针一般是细细的管状，早期是一排管子，如今新型的避孕针只有一根细管。

避孕针的本质是高效孕激素，这是一种非常好的避孕方式，有效率可以达到99%。

避孕针起效迅速。如果在来月经前5天植入，马上起效；如果在其他时机植入，则需要一个7天的过渡期，才能起效。

来月经前5天本身就不是一个容易受孕的时期，所以在植入避孕针之后，一般也不需要再额外加入其他方式避孕。

植入避孕针一段时间之后，是要取出来的。这个时间最长是几年呢？区分不同的产品，有的是3年，有的是5年，要按照具体产品来决定。

避孕针有什么副作用呢？

对月经可能会产生一定的影响，因为避孕针中的孕激素剂量比较大，而且不含雌激素，容易导致月经不规律的情况，也有少部分人会停经。

植入之后，身体局部如胳膊，可能会有瘙痒、肿胀或者轻微的疼痛，但一般很快就会好转。

植入避孕针之后，有的人会情绪不稳定，性欲下降。

还有的人在使用初期，由于孕激素有促进食欲的作用，会导致体重上升，但如果能管住嘴，体重也可以保持稳定。

关于避孕针，还有如下问题

1. 取出避孕针多久后可以怀孕？

取出以后，只要月经恢复正常，就可以怀孕了。并不需要额外的缓冲期。

2. 哪些女性适合避孕针？

避孕针是一种长效管理、长期避孕的方式，对个体的要求较少。如果有的女性觉得自己在避孕这件事情上不能时时记得或每次都记得，那么使用长效避孕针就是一个比较好的方式。

与避孕环相比，避孕针的优势是不直接干扰子宫内膜。只是要注意，所有不适合使用大剂量孕激素的人，都不适合使用避孕针。

该不该把紧急避孕药作为女性常备药品？

我曾多次在北京的高校里反复地向学生们宣讲避孕方法。令我特别震惊的是，大学生们最常用的避孕方法是服用紧急避孕药，而且它已经成了年轻女性的一种常备药。对此，我特别担心。

紧急避孕药实际上只是一种紧急补救措施。本质是高效孕激素，比常规口服避孕药中的孕激素剂量大 10 倍以上。

紧急避孕药的最大问题是由于其中孕激素剂量太大，会干扰内分泌，可能导致月经紊乱、闭经或不孕，甚至损害肝肾功能。

更麻烦的是，有的女性在吃了紧急避孕药后，仍然避孕失败，因为它的避孕可靠度并不是那么高。

综上所述，作为一名妇科医生，在复方短效口服避孕药、避孕针和紧急避孕药三者中，我最不推荐的就是紧急避孕药。

如果应用了紧急避孕药后仍然怀孕了，这个孩子可以要吗？有研究表明，服用紧急避孕药并不增加婴儿的畸形率。换言之，仍然是可以要这个孩子的。如果发生了无保护性生活，或避孕套破裂等意外情况，除了服用紧急避孕药，还可以采取紧急放置宫内节育器的方法来达到补救目的。

以"婷"字结尾的避孕药多为紧急避孕药

紧急避孕药是哪些药？

目前我国市场上常见的紧急避孕药多是以"婷"字结尾的。

紧急避孕药虽然不够好，但是它有复方短效口服避孕药无法替代的功能：当真的需要紧急避孕，不能眼睁睁地看着自己意外怀孕的时候，就需要它上场。

如何服用紧急避孕药呢？一定要在 72 小时内服用，而且越早服用越好。

如果服用期间，又有无保护措施的性生活，那么已经服用的药物则无法起效，应该再次服用。

必须再次强调，紧急避孕药本质上是高效孕激素，它对子宫内膜和妇科内分泌的干扰很大。在临床上不乏这样的患者，吃了一次药以后，连续半年月经都不规律。因此，建议大家平时做好安全有效的避孕措施，尽量不要出现必须服用紧急避孕药的情况。

女性呵护笔记

1. 复方短效口服避孕药很安全，而且除了避孕，对女性身体还有很多其他的正面影响。

2. 紧急避孕药副作用大，需要向紧急避孕药说"不"。

3. 如果需要长效的避孕方式，皮埋避孕针是一个比较好的选择。

4. 宫内节育器也是常见的长效避孕方式之一。

5. 每一对伴侣都可以通过学习找到最适合自己的避孕方式，做好避孕，为未来的优生优育做准备。

宫外孕、流产和不孕不育

▎宫外孕▎

宫外孕的医学术语是"异位妊娠",受精卵只要不是怀在宫腔内,都叫宫外孕。

关于宫外孕,大家有没有这样的想法:

比如,发生了一次宫外孕,是不是以后都会宫外孕,还能不能正常怀孕?

宫外孕是指卵子和精子成功相遇,结合为受精卵,但没有着床在子宫腔里,而是着床在子宫腔以外的地方。只要着床的位置不在宫腔内,不管是着床在输卵管、宫颈、宫角,还是着床在腹腔、卵巢,都叫异位妊娠,在生活中大家常称为宫外孕。严格说来,宫外孕与异位妊娠的含义还不完全一样,宫角妊娠、宫颈妊娠是异位妊娠,但不属于宫外孕。最常见的宫外孕是输卵管妊娠。

为什么会出现宫外孕?

第一种原因是输卵管本身发育异常,过长的输卵管导致卵子游走不到宫腔内；第二种原因是炎症等导致输卵管异常；第三种原因是受精卵本身的异常导致游走异常。

宫外孕可能导致严重的后果——内出血、休克乃至死亡。宫外孕是妇产科急症中少有的可以造成死亡的原因之一。

如果出现以下这些情况，就要警惕宫外孕：

首先是停经。月经延迟一些天还没来，或有异常出血，出血量往往不大，多为暗红色，一般也不超过月经量。

其次是腹痛。腹痛是宫外孕最常见的症状。因为宫外孕可能导致出血，出血以后形成了腹膜刺激，引发腹痛。这种痛可以是隐痛，也可以是胀痛。

宫外孕往往还会伴随肛门的坠胀感或者头晕。为什么会肛门坠胀？因为盆腔里有大量的血，而肛门处是最低点，就容易被刺激到，从而产生坠胀感。当出血量特别大时，就会头晕、晕厥或者休克。

有人还会有肩胛部的放射痛或者是胸部的疼痛，这是因为出血引起了横膈的反射性疼痛，通常见于内出血比较多时。

宫外孕是有可能引发生命危险的疾病，一定要足够重视。如果怀疑自己得了宫外孕，越早就医，越安全。

宫外孕患者就医时，医生会根据不同的情况，采用不同的治疗方式。或保守治疗，或手术治疗。

哪些宫外孕能够采取保守治疗？

1. 没有药物治疗的禁忌。宫外孕的保守治疗，一般是用甲氨蝶呤（MTX），这是一种化疗药物。治疗时通常会有不同的方案，有的是单次治疗即可，有的要连续用几天，但前提是没有药物的禁忌证。

2. 宫外孕还没有破裂，没有活动性内出血，一般情况较好，生命体征稳定。可以通过超声检查来协助判断内出血情况。

3. 宫外孕包块不太大，小于3厘米。

4. 人绒毛膜促性腺激素（HCG）水平不要超过 2000 IU/L。

满足以上条件，才能选择保守治疗。但保守治疗也有失败的可能，如果失败了，仍然需要进行手术治疗。

在临床上，宫外孕更多采用的是手术治疗。

手术分为两种：一种是保留输卵管；另一种是切除输卵管。

保留输卵管的手术，一般是采取输卵管"开窗取胚"。妊娠囊往往着床在受精卵最初形成的地方：壶腹部。手术中要将壶腹部打开，把妊娠囊取走。通过这样的保守手术，输卵管依然可以保留，还会有怀孕的机会。手术之后，这条输卵管虽然被保留，但再无良好的功能，可能成了"无用的输卵管"或"积水的输卵管"，甚至可能导致再次宫外孕或者不孕。

有些情况下会选择切除患侧输卵管。现在辅助生殖技术已经很成熟了。如果输卵管已经被破坏得很严重，建议直接把患侧输卵管切除，给下一次怀孕创造一个更好的条件。如果同侧两次患上宫外孕，建议做第二次宫外孕手术的时候，切除患侧输卵管，以降低再次怀孕时宫外孕的概率。

宫外孕可以预防吗？如何预防呢？

第一，要科学避孕。如果能够成功避孕，肯定会降低宫外孕的发生概率。

第二，要注意预防生殖系统疾病，尤其是生殖系统的感染性疾病。很多感染性的疾病，比如，盆腔炎，会增加宫外孕的发生概率。

第三，要注意个人生殖系统卫生，限制性伴侣的数量，同时要保持好的生活作息，这都能帮助女性拥有更好的妊娠。

治愈宫外孕以后，还可以再怀孕吗？答案是可以，只是下次怀孕依然是宫外孕的可能性会较普通女性增加，但对于该女性本人而言仍然是宫内孕的机会大于宫外孕。因此曾患宫外孕的女性，还是要积极地试孕；只是如果发现怀孕，需要尽早就医，以明确妊娠位置。

如果切除了两侧的输卵管，则需要做试管婴儿。特别说明：即使把双侧输卵管都切除，以辅助生殖技术进行受孕，仍然有可能宫外孕，因为还有发生宫颈妊娠、宫角妊娠的可能。

对于有过宫外孕的人来说，如果还想再次要孩子，正常备孕即可，并不一定要检查输卵管。

有人问：如果是宫外孕，能保住孩子吗？

答案是不能。虽然我们理解准妈妈对于孩子的期待，但在宫外孕的情况下，我们是不建议保住孩子的。如果早期发现，建议尽早终止妊娠，因为宫外孕是有生命危险的。

腹腔妊娠是特别凶险的。有极少数偶然的情况，比如，受精卵突破了输卵管，种植到大网膜上，结果，这个胎儿就继续长大。这种情况叫作腹腔妊娠。

现在辅助生殖技术提升了，随之宫外孕的发生率更高了，尤其有一种特殊情况的宫外孕：宫腔里怀一个，宫外怀一个。这个时候怎么办？可以手术只把宫外的妊娠囊取走，把宫腔内的正常胚胎保留下来。

▎ 流产有伤害吗？ ▎

流产分为自然流产和人工流产。

自然流产是指胚胎组织自然地排出体外。如果是第一次自然流产，一般是偶发因素，而且概率比较大。对于初产妇来说，自然流产的概率高达8.9%。任何一个女性都有可能在怀孕过程中发生自然流产，这是一个对于异常胚胎的自然淘汰过程。

但是如果已经有过两次自然流产或者胚胎停育的经历，自然流产再发生的概率会高达 20%。如果已经有三次自然流产或者胚胎停育的经历,再次怀孕的话,自然流产概率就升到 40% 以上了。在医学上,两次以上自然流产为反复流产,三次以上自然流产为习惯性流产。

如果仅出现一次胚胎停育的情况,不要过于担心,再次发生的概率并不大;如果是两次或者三次,就要予以足够重视。

如果发生非意愿妊娠或者不正常的妊娠(比如,胚胎停育)必须终止怀孕,终止的措施就叫人工流产,简称人流。一提起人流,大家很容易以为就是指手术流产。其实不对,人工流产包括手术流产和药物流产。

有一种特殊的人流叫"无痛人流"。关于无痛人流,有很多误区。

无痛人流会减轻女性在手术中的痛苦,有的人就因此认为无痛人流对身体没有伤害。还有的人认为,做无痛人流,对以后生孩子没什么影响,清理完就没事了。

真的是这样吗?

什么是手术流产?

手术流产又分为负压吸引术与钳刮术,前者适用于怀孕 10 周以内,后者适用于怀孕 10 ~ 14 周。大家讲人流的时候,通常意义上是指负压吸引术。做手术的过程要借助仪器,先用一个特殊的器械把宫颈扩张开,然后用负压吸引,通过吸管把胚胎吸出来;之后再进行刮宫手术,检查一下宫腔内的残留妊娠组织是不是吸干净了,这就是负压吸引术的过程。

做人工流产的时候,可以进行麻醉,也可以没有麻醉。所谓的无痛人流,实际上就是在全身麻醉下做的人工流产术,多指全麻下的负压吸引术。

关于无痛人流,需要正确认识这几点:

第一,虽然患者在主观上没有感受到疼痛,但实际上这样的手术对医疗操作场所和医疗机构的要求更高。

疼痛本身对人体是有保护作用的,可以反映我们的身体状况。在全身麻醉状态下，患者感受不到疼，一旦在手术过程中产生了一些严重的伤害，不能通过疼痛来提醒。比如，术中发生子宫穿孔，负压吸引会导致肠道被牵扯，原本患者会很难受，这样手术就会被叫停。但是在做无痛人流的时候，医生得不到患者的反馈，就存在一定的风险。

第二，麻醉本身是有风险的，并不是所有的医院都有麻醉资质。尤其在一些很小的、没有资质的诊所里，做无痛人流的风险会更大。

第三，无痛人流本质上还是人工流产，是手术，而手术是会对身体造成创伤的。扩宫颈、吸宫、刮宫，一步都少不了，这个过程带来的伤害没有办法减轻，无痛人流减轻的只是手术过程中的痛感。

与手术流产相对，通过药物进行的流产，叫药物流产，简称药流。

常规药物流产针对的是怀孕49天以内的宫内孕。患者一定要做超声检查，确认是正常的宫腔内怀孕，而不是宫外孕，才能进行药物流产。药物流产有一定的风险，一定要在正规的医院内服用药物，要由医生指导和看护，绝对不能私自服药。

药物流产的过程，不像很多人想象的那样，吃一片药就能让胚胎掉下来，无声无息。在这个过程中，孕妇可能非常痛苦，肚子疼、头疼、恶心、呕吐、出血，而且出血量往往比手术流产的出血量要大。药物流产后，往往出血时间会比较长，更容易继发感染。

药物流产的失败率较高，约为10%。如果药物流产无法将妊娠组织排干净，就必须再进行清宫手术。

因此，药物流产并不简单，更非无害。

无论是药物流产还是手术流产，均可能对女性身体造成负面影响。药物流产有可能损伤肝肾功能，还有可能引起生殖系统的炎症。手术流产可能会导致子宫内膜变薄，宫腔粘连，甚至影响以后怀孕，而且手术有子宫穿孔、大出血的风险，这是手术流产的严重并发症。因此不论是手术流产还是药物流产，都只能作为避孕失败的必要补救措施，而不能作为常规避孕措施。

既然流产会导致女性身体和心理产生如此大的伤害，那么该如何避免呢？

第一，针对胚胎停育、自然流产，要把一些可能引起自然流产的原发性疾病治疗好。引起自然流产的原因很多，包括遗传因素和环境因素。环境因素往往是可以进行调整和管理的。遗传因素并不一定是指爸爸妈妈的基因有问题，而是说胚胎在形成过程中有可能发生了异常。这种情况下造成的自然流产，下一胎重现的可能性很低，所以，不要因为一次自然流产就不敢怀孕了。自然流产，本身是一个将异常胚胎进行自然淘汰的过程，不必因此太难过。

第二，要避免非意愿妊娠、计划外妊娠，做好安全避孕。

第三，如果真的意外怀孕，要找正规医院去做终止妊娠的手术或者药物治疗。

第四，要认真做决定，不要草率地选择流产。在多年的从业过程中，我见到过很多意外怀孕的女性，本来想做人工流产，但是在和家人进行沟通后，决定生下孩子。

小月子也很重要

流产以后，怎么坐好"小月子"，也就是流产以后的恢复问题。

建议女性流产后好好休息。

有一些年轻姑娘，尤其是那些还没有结婚的姑娘，在做完流产手术以后，并不能很好地休息，这对她们身体上的伤害非常大。

流产之后一个月内，禁止性生活和盆浴，可以淋浴，要保持饮食清淡，保证充足的休息时间。

无论是药物流产还是手术流产，流产后半个月以内，如果出现出血量增大和严重腹痛，一定要及时回到做手术的医院复诊，找医生寻求帮助。即使没有出现异常情况，半个月之后也要去医院复诊，确认流产是否彻底。

▍ 不孕不育就要不上孩子了吗？ ▍

有的女性因为迟迟要不上孩子，特别焦虑。那么，什么是不孕不育？

一对配偶没有采取避孕措施，而且有规律的性生活，至少 12 个月，依然没有获得临床妊娠，称为不孕。

一对夫妻如果有规律的性生活，在 12 个月内有 85% 左右的概率能够怀孕。如果将时间延长到 24 个月，成功怀孕的概率可提升到 90%。但是考虑到时间成本，临床上认为 12 个月还没怀上孩子，就应该去积极地干预。

在很多门诊中，会将不孕说成"不孕不育"。从科学的角度来说，不孕是指不能怀孕，不育是指不能生出孩子，两者的含义还是有些微的差别。对于女性而言是不孕症或不育症，而对于男性而言是不育。

如果要将不孕症进行分类，可以根据以前是否怀过孕来进行分类。从未怀孕，叫作原发性不孕；如果原来怀过孕，或者有过孩子，现在怀不上了，叫作继发性不孕。

我们已经了解，想要成功怀孕，需要有卵子、有精子，并且卵子和精子能够成功"约会"，还要有适宜受精卵生长的环境。

所以，针对不孕症，要注意如下要素：检查伴侣精子、自身卵子，检查输卵管和子宫。这是针对不孕症的基础检查项目。

首先要检查精子。

伴侣精子不正常，肯定会影响怀孕。精子异常有如下情况：第一，产生不了精子；第二，能产生精子，但是运送不畅，比如，男性的勃起障碍，或者是男性的输精管梗阻等；第三，精子本身异常，不具备受精能力。

正常的精液一般是 2～5 毫升，偏碱性，通常在 60 分钟以内能够完全液化，还需要有一定的浓度才能受孕。

关于浓度和活跃度，临床上的标准在不断地下降。以前，精子正常浓度的标准是 6000 万／毫升。现在，已经从 6000 万／毫升下降至 1500 万／毫升了。这不是说精子变得更强悍了，而是如果现在仍然以 6000 万／毫升为标准，那就有大量的人不合格。

标准下降的理由也很充分：即使精子只有 1500 万／毫升的浓度，仍然具备让女性成功受孕的能力，只不过可能需要花更长的时间。

精子也是要分不同状态的：勇往直前的精子，称为 a 级；摇摇摆摆往前的，是 b 级；只在原地打转的，是 c 级；在原地不动的，也就是死的精子，被归为 d 级。

好的精液中，应该有大量的勇往直前的精子，精液正常的标准是 a 级精子在 25% 以上；或者 a 级精子加上 b 级精子超过 50%；在新的标准中，a 级精子加上 b 级精子达到 32% 就视为正常。

精子的形态也很重要，但这个标准很低，正常形态精子 >4% 即为正常。精子数量不足称为少精症，活力不足称为弱精症。通常在取精室中采用手淫的方法取精。在特殊情况下，可能需要进行附睾穿刺检查。

其次要查卵子。

卵子的异常包括不排卵或稀发排卵；或者有排卵，但质量不好，表现为黄体功能不足；又或者卵子本身的质量异常，这都是排卵障碍或者排卵不够好的表现，均有可能造成不孕。

除了精子和卵子，还要针对输卵管、宫颈和子宫内膜进行检查。

输卵管不通、积水，会造成不能受孕；宫颈病变会导致精液无法流通，同样会阻碍受孕；受精卵生长的土壤不好，子宫内膜薄或宫腔粘连，也是影响受孕的重要因素。

如果发现不孕不育，应积极地去医院进行检查。一般来说，正常、规律的性生活12个月以上，且没有避孕却还没有怀孕的夫妻，都应该进行检查。

医生在门诊经常问就诊者："避孕了吗？"

答案往往是："没有。"

仔细询问才发现，有一些女性认为只有吃避孕药才叫避孕。这是不正确的。用避孕套也是避孕，体外排精也是避孕。任何避孕的方式，即使是安全性不够高的避孕方式，都叫避孕。如果没有采用任何一种避孕方式，规律的性生活一年以上没怀上，才叫不孕。

什么叫规律性生活呢？除去经期，一个星期有2～3次性生活，才叫规律性生活。有的夫妻工作太忙，一个月才2～3次性生活，这样的话一年怀不上也不能叫作不孕。

为了提升怀孕的概率，应该在排卵期前后适当地增加性生活。但只在排卵期前后同房，也是不行的。第一，这种情况下，因为性生活频率太低，精液已经非常老化了。第二，如果只在这个时候同房，男性的心理压力往往会特别大。有一种特殊的疾病叫作排卵期勃起功能障碍，就是因为只在排卵期前后进行性生活而导致的，这其实是一种心理疾病。只在排卵期同房，是要不得的。

如果女性通过自我诊断，判定自己不孕，在去看医生之前，请做好以下准备工作：

1. 提前准备一个本子，把自己的月经情况，如月经周期是多少天，每次月经持续几天，最近一次月经什么时候来的，上一次月经什么时候来的，有没有痛经等记下来。

2. 梳理一下这些内容：到底什么时候开始解除避孕，性生活多长时间一次，以前有没有怀过孕；如果以前怀过孕，什么时候怀的，生育的结局是什么，是做了人工流产还是自然流产了，或是足月分娩了。

3. 就诊之前最好测量自己在一段时间内的基础体温，或者通过排卵试纸测测自己有没有排卵。

4. 如果以前已经在别的医院做过检查，要把所有检查资料准备出来。

5. 在女方做检查之前，最好先让男方进行精液检查，排除由于男方精子的问题而产生的不育。如果确定男方的精子活力是正常的，则可以将后续检查、治疗的重点放在女方身上。

为了确认是否不孕，接下来，医生可能会做如下检查。

以下表（表11）为例，我们做一下复习。

表11　检查项目示例

检查项目	检查目的 / 可查出的问题	检查时间
妇科检查	阴道炎症 / 生殖道畸形等	非月经期
超声检查	子宫肌瘤 / 子宫腺肌症 / 宫腔占位 / 子宫畸形 / 卵巢囊肿 / 多囊卵巢 / 输卵管积水	非月经期。有卵巢囊肿者，需月经干净后复查
排卵监测	排卵功能	月经来潮第 10 ~ 11 天起，每隔 1 ~ 3 天做一次
性激素检查	卵巢储备功能	月经的第 2 ~ 4 天
抗米勒管激素检查	卵巢储备功能	不限
超声窦卵泡计数	卵巢储备功能	月经第 2 ~ 4 天
输卵管检查	输卵管通畅情况	月经干净 3 ~ 7 天，不能同房
腹腔镜检查 + 宫腔镜检查	输卵管粘连 / 子宫肌瘤 卵巢囊肿 宫腔粘连或者占位	月经干净 3 ~ 7 天，不能同房
染色体检查	染色体异常	不限

首先，进行妇科检查，以排除炎症和生殖道畸形或生殖道器质性疾病。医生可能会借助超声看看是否有子宫或者卵巢的占位性病变。

其次，医生可能会采用超声监测排卵。一般从来月经的第 10 ～ 11 天开始，也有从第 9 天就开始的，这和女性本身的月经周期长度有关系。

利用超声监测排卵，可以 1 ～ 3 天进行一次。具体的检查频率，要结合医生对卵泡大小的判断来确定，刚开始卵泡还很小，可以间隔时间长一些；如果卵泡已经长得很大，预计可能明后天就要排了，那么检查的频率就要高一些。还要强调一点，做超声排卵监测的时候，一定要持续性监测，直到卵泡已经排出去，才能确定是否有完整的、正常的排卵。

除了监测本月是否有排卵，还要检查卵巢的储备功能，即看卵巢中是否有卵子。可以在月经的第 2 ～ 4 天抽血查性激素。还有一个了解卵巢储备功能的指标，叫抗米勒管激素（AMH），抗米勒管激素不需要在特定时机检查，任何一天都可以查。

以上内分泌检查完成后，就要检查管道系统了。要检查输卵管的通畅度，可以在超声的监测下进行通液，也可以做子宫输卵管碘油或碘水造影。

为了进一步了解通畅性，还可以在月经干净后 3 ～ 7 天，做腹腔镜、宫腔镜检查。但要注意，在月经之后、检查之前不要同房。

最后，还可能需要做染色体检查。为什么要查染色体？这里存在一些特殊的情况，比如，有的人卵子特别不好，或者是精子存在严重的少精症，那可能是由染色体异常引起的，是遗传性的问题。染色体检查什么时候都可以做。

如果得了不孕症，怎么办？

可以进行一系列的治疗。一种是一般性的治疗，用药物帮助男方改善精子，或者对引起女性不孕的问题进行针对性治疗。

另外一种是需要做辅助生殖。如果经历了一般性治疗，还是怀不上，就要做辅助生殖。辅助生殖包括人工授精和体外受精－胚胎移植（IVF-

ET），后者也被大家称为试管婴儿。试管婴儿的"试管"二字强调的是精子和卵子在试管中见面，而非自然状态下在女性体内见面。

辅助生殖孕育后代，并不是什么难以启齿的事情，只是一种科学手段而已。有的夫妇确实已经无法利用其他方法怀孕了，那么辅助生殖当然是很好的选择。

关于试管婴儿，有很多误区。

第一个误区：试了几次怀不上，就干脆去做试管婴儿，因为觉得试管婴儿更方便。

做试管婴儿之前一定要认真试孕，正常而规律地进行性生活最少1年，这时才可以诊断是否患有不孕症。存在不孕症是做试管婴儿的大前提，没有不孕症是不可以做试管婴儿的。做试管婴儿也不像想象中的那么简单方便，中间会涉及很多项检查，是一个复杂的过程。

第二个误区：不论多大年纪，只要做试管婴儿，肯定能怀孕。

事实上到了43岁以上，试管婴儿的成功率就很低了。当然，43岁是从群体的角度而言，在个体上存在一定差异，有一些女性甚至在43岁以前，卵巢功能就已衰退到不适合再做试管婴儿了。

第三个误区：试管一定能帮助不孕者怀孕。

真实的情况是，试管婴儿只能解决一部分人的问题，不能解决所有人的问题。

哪些情况可以做试管婴儿呢？一定先确定诊断结果是不孕症，明确是女方因为各种因素导致了怀孕障碍，比如，输卵管异常，排卵障碍，或者子宫内膜异位症，或者是男方少精、弱精，不明原因不育，还有免疫性不孕，这些都是试管婴儿的适应证。至少符合其中一个因素，才能考虑去做试管婴儿。试管婴儿并不能解决所有不孕问题，比如卵巢功能已经彻底衰竭者，或子宫内膜已经完全被破坏者，就很难通过试管婴儿来受孕。

1.规律性生活12个月以上，且没有避孕，也没能怀孕，叫作不孕症。

2.不孕症分为原发性不孕和继发性不孕。

3.如果怀疑自己不孕，一定要夫妻双方同时检查。检查精子质量、排卵情况和输卵管的通畅性，这是不孕症初步检查的三要素。

Part 4

调节内分泌，预防
"早衰"，保持年轻态

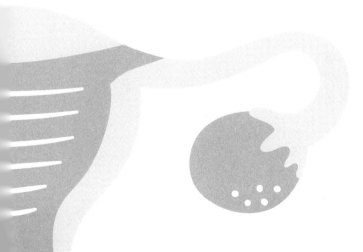

揭开妇科内分泌的神秘面纱

各位读者是否有如下疑惑：

人们常说内分泌失调，内分泌失调到底指的是什么？

25 岁以后衰老，是因为雌激素水平下降吗？

能靠食物来补充雌激素吗？

可以通过调节雌激素的分泌延缓衰老吗？

让我们一起来揭开妇科内分泌的神秘面纱吧。

▎内分泌：我们体内的"无线系统"▎

日常生活中我们常用的电话有两种：一种是固定电话，也就是座机；另一种是移动电话，也就是手机。

对应到人体，如果说神经系统是座机的话，那么内分泌系统就类似于手机，其操控过程主要靠远程调控。

人体的内分泌系统是一个特别复杂且精细的网络，如同手机，它需要有中枢，有信号塔，有基站……最后作用到每个人手上的这个小终端。

内分泌系统也是如此，通过下丘脑指挥垂体，再作用到各个腺体。

与妇科内分泌相关的腺体是卵巢。卵巢会分泌雌激素、孕激素等激素，雌、孕激素作用在子宫上，使子宫内膜周期性地生长，然后周期性地剥脱，形成月经。所以，当一名女性月经很正常的时候，可以推断她的妇科内分泌正常。

垂体除了分泌促进卵巢分泌的激素——促性腺激素，它还会分泌促进生长的激素（生长激素）、促肾上腺激素、促甲状腺激素等。由此可以很容易理解，妇科内分泌系统与甲状腺系统、肾上腺系统等可能会互相影响。

那么，妇科内分泌失调会有哪些表现呢？可能表现为月经异常，也可能导致不孕或者反复流产，还有可能表现为皮肤变差，脸上长痤疮，或者体毛增多。这里的体毛增多指的是特定部位的体毛，比如，上唇、下颌、乳房周围、肚脐下面等女性不应该长毛处长毛，这是体毛增多的典型表现。还会有一些不明原因的肥胖，也可能跟内分泌失调有关。

为什么会出现妇科内分泌失调呢？

引起妇科内分泌失调的因素多种多样。可能是因为年龄大了，卵巢功能衰退，也有可能是因为遗传。此外，还有环境因素的影响。环境因素的范围很广，包括精神压力大、抑郁、焦虑、熬夜、吸烟、酗酒、长期的饮食不规律或者营养不均衡等。有一些姑娘节食过度，存在严重的营养不良，导致严重的内分泌失调，出现闭经。

在众多的内分泌腺体之间，有一个共同的中枢垂体，各内分泌系统如同互相影响的协作网。各个内分泌系统之间可能相互影响。内分泌失调还有一个重要因素——内分泌腺体本身的疾病，也可能引起内分泌失调。例如，卵巢异常，导致卵巢失去功能，引起卵巢早衰，也会引起内分泌失调。

妇科内分泌失调如何治疗？

妇科内分泌失调需要结合患者的年龄、是否有生育需求来确定治疗方案。患者的年龄越小，越应该重视。妇科内分泌失调可能引起不孕不育，也可能由于卵巢早衰，而对身体总体健康状态造成不利影响。

要积极治疗原发病，并针对内分泌紊乱的特点进行相应调整。在治疗内分泌失调的过程中要充分利用反馈的特点，秉承缺什么补什么的思路。

妇科内分泌是以雌激素、孕激素、雄激素这三种激素为核心的，在治疗上，基本也以调整雌激素、孕激素为主，雄激素过高者需要降雄。

除了医疗方面的应对，好的生活习惯、好的饮食和规律的作息，也会在一定程度上帮助女性改善妇科内分泌状态。总而言之，睡眠、运动、饮食，还有情绪等，每一方面都要注意调整。

要拥有好的内分泌，实际上就是要求我们成为各方面都健康的人。

雌激素对女人有什么影响？

雌激素对于女性而言是非常重要的激素。可以说女性身体从上到下、从外而内的每一个部分，都跟雌激素有密不可分的关系。

雌激素与女性的生殖系统密切相关。女性的月经、乳房发育及妊娠都离不开雌激素的作用。

雌激素与女性的骨骼健康有关。女性一旦缺乏雌激素，就容易患上骨质疏松症，这种骨质疏松症被称为绝经后骨质疏松症，也被称为Ⅰ型骨质疏松症。

雌激素与女性的皮肤、毛发有关。年轻姑娘的皮肤相对于年长女性更好，这不仅与年纪轻有关，还与雌激素有关。同样年龄的两个中年女性，如果一个已经绝经，一个还没有绝经，一般来说，已经绝经的女性，她的皮肤状态不如未绝经的女性好。原因是雌激素可以抑制胶原蛋白降解，未绝经的女性雌激素水平较高，因此皮肤中的胶原蛋白含量较高；而已经绝经的女性雌激素水平降低，对胶原蛋白降解的抑制较弱，因此皮肤中的胶原蛋白含量较低。

雌激素和女性的情绪密切相关。女性的一生中，有两个特殊的阶段特别容易有情绪障碍：第一个是产后阶段；第二个是更年期。这两个阶段的共同特点，是雌激素从高水平状态忽然降低，继而容易引发情绪问题。

在每个月当中，也有这样的一些特殊时期，比如，月经前，很多女性会患上经前综合征，会烦躁不安、易怒，这也跟雌激素从高水平降至低水平有关。

雌激素跟女性的体重和体脂分布也有关。经常有女性朋友问："吃了雌激素，会不会长胖？"其实这时大家可以想一想："一般而言，是年轻的姑娘更胖，还是年长的女性更胖？"

总体说来应该还是年长的女性会更胖一些。年轻姑娘为什么会更苗条？因为她的雌激素比较充足，有雌激素的作用，体内的脂肪会呈现一个"窈窕淑女式的分布"，胸部和臀部相对丰满，腰部会细一些。

如果雌激素缺乏，脂肪就会囤积在腹部、背部。绝经后，女性的体形就会逐渐向男性靠拢。我们从背后或者侧面看年轻的姑娘和小伙子，哪怕不看脸蛋，也可以很清楚地看出两者的差异。但有时候，我们从背后看老太太和老先生，还真不见得能找到明显的差别。

雌激素还跟女性的心血管疾病患病率有关。有雌激素的作用，心血管疾病患病率明显更低，同样是 50 岁，男性的心血管疾病患病率明显高于女性；但是女性绝经后，失去了雌激素的保护，其心血管疾病患病率就明显上升。

综上所述，雌激素对女人的健康是极其重要的。

在女性的一生中，雌激素水平不是一成不变的。青春期之前雌激素水平很低，绝经后也很低，但是在中间漫长的育龄期里，雌激素水平是比较高的，而且每个月都会波动。怀孕期间，女性的雌激素水平尤其高。这就是女性一生中的雌激素变化规律。

更年期是一个特殊时期。更年期时，雌激素水平整体的趋势是下降的，但不是像滑梯一样下降，而是呈现出波动的下降，也就是说，是时高时低的，由此，也会造成一系列的生理和心理问题。

雌激素对女性这么好，要不要补充雌激素呢？

如果一个女性排卵正常，月经也正常，没有雌激素缺乏的症状，就不需要补充。

有的女性拿来一份性激素六项的检查报告问："我的雌激素水平好像低了一点，怎么办呢？"雌激素在每个月经周期内都会出现周期性的波动，而经期是女性雌激素水平最低的时段。只要这个月内有正常月经来潮，通常说明总体的雌激素水平是不缺的，不需要补。不需要纠结于某个瞬间的雌激素水平。

雌激素虽好，也须合理管理。如果乱补雌激素，反而容易引发乳腺癌或者子宫内膜癌。

那么如何判断自己的雌激素水平呢？有排卵月经时雌激素是不缺乏的，因此可以通过观察有无排卵进行评估。

判断有无排卵的方式有很多，可以测量基础体温或用排卵试纸，也可以利用超声监测是否有卵泡，还可以在特定的日子里抽血查雌、孕激素。

其中最省钱的方式是监测基础体温。

如何通过基础体温来判断有没有排卵呢？如图14所示，如果基础体温呈现一个由低到高的趋势，而且高温的状态持续10～14天，就可以判断为有排卵。如果是持续低温，完全没有高温期，就很可能是无排卵的。

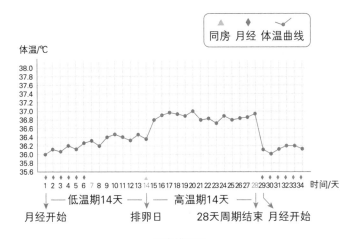

正常排卵图

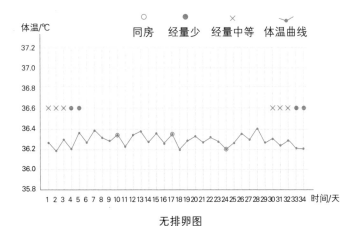

无排卵图

图14　正常排卵与无排卵的基础体温

▎关于雌激素，你还需要了解这些 ▎

补充雌激素能对抗衰老吗?

从某种意义上来说，是这样的；但是雌激素不能完全对抗衰老，只是能够在一定程度上减缓一些器官的衰老速度，尤其是跟雌激素相关的器官。

女性 25 岁的时候就需要补充雌激素了吗?

这个肯定是错的。虽然雌激素对我们有正面作用，但不能胡乱补充。25 岁的女孩子，正处于雌激素水平较高的年龄，不需要补充。

食用大豆能补充雌激素吗?

食用大豆只能够补充微量的雌激素。如果要实现医疗剂量的补充，理论上要吃超大量的大豆才行，这是不现实的。

可以自己买药吃，补充雌激素吗?

不可以。如果不是妇科内分泌的医生，很难真正深入地了解雌、孕激素的知识。

建议大家在专业的医生指导下，在真正有需要的时候才服药补充雌激素。补充雌激素的目的不是抗衰老，而是为了治疗或预防疾病，以及更好地维持身体功能。

最后，要特别强调一点，如果月经正常，那么妇科内分泌有很大概率是正常的，并不缺乏雌激素。所以，当月经没有异常时，不要轻易怀疑妇科内分泌有问题。

1.排卵正常和月经正常能够在一定程度上反映出妇科内分泌是正常的。

2.内分泌失调需要治疗。在妇科内分泌中，最重要的激素叫雌激素，雌激素有很多正面作用，但不可以随意补充。

警惕女性高发病：
多囊卵巢综合征

很多女孩子会出现如下情况：

月经老是不来甚至闭经；

上唇、乳周或者脐下长毛；

脸上或者前胸后背长痘痘；

即使吃得很少，还是莫名其妙的肥胖。

如果这些问题中的一个，或者几个同时出现，就要警惕多囊卵巢综合征。

▎什么是多囊卵巢综合征？▎

多囊卵巢综合征是一组症候群，包括内分泌和代谢的异常。简单总结多囊卵巢综合征具备的三个核心特征：月经异常、"高雄"以及卵巢多囊。

月经异常背后的原因是排卵障碍。无排卵或稀发排卵，可表现为月经稀发、不规律或闭经。这很好理解。接下来解释一下"高雄"和卵巢多囊。

什么是"高雄"？"高雄"是指雄激素分泌水平过高，其中包括高雄激素的临床表现和血液中雄激素水平过高。高雄激素的临床表现包括面部或者身上长痤疮、多毛或者脂溢性皮炎等。多毛是指女性在不该长毛的地方长毛了，比如，上唇、下颌、乳周或脐下长有长毛。如果抽血检查，发现雄性激素水平高，则称为高雄激素血症。女性体内有多种雄激素，而性激素六项检查中仅查睾酮这一种雄激素，而且查的是总睾酮，因此即使性激素六项检查化验单上显示睾酮水平不高，也不代表不存在高雄激素的患病可能，可以在有条件的医院增加检查其他项目的雄激素。

卵巢多囊，就是在超声下看到卵巢里有多个小囊泡，在一侧卵巢中，超过 12 个；或者卵巢体积明显变大，超过 10 毫升。

如何诊断多囊卵巢综合征？

最经典的标准是鹿特丹标准，也叫三分之二标准，只要具备以上三项核心特征中任意两项，并且排除其他引起高雄激素、卵巢多囊或月经稀发及闭经的原因，就可以诊断为多囊卵巢综合征（图 15）。

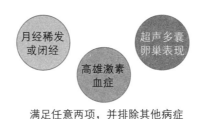

满足任意两项，并排除其他病症

图 15　多囊卵巢综合征的诊断方法（鹿特丹标准）

中国卫生部有一个行业标准来诊断多囊卵巢综合征，要求必须有月经异常——月经稀发或闭经；剩下两项，两者出现其一，即"高雄"和卵巢多囊二选一，才能够诊断为多囊卵巢综合征。

判断月经异常，即月经稀发或者闭经，是多囊卵巢综合征的必要条件。所谓的月经稀发，是指月经周期长度超过 38 天。闭经，是指 6 个月不来月经或者超过平时的 3 倍月经周期长度没有来月经。

只要超声检查出卵巢多囊就是多囊卵巢综合征吗？当然不是。

如果仅仅是超声检查时发现卵巢多囊样改变，完全有可能是正常的情况。因为大概有 20% ～ 30% 的月经正常女性，在超声下也会看到其存在卵巢多囊样改变。

超声检查发现异常后，还要结合月经异常，或者"高雄"，才能够诊断为多囊卵巢综合征。

我们来看一下示意图（图 16）。

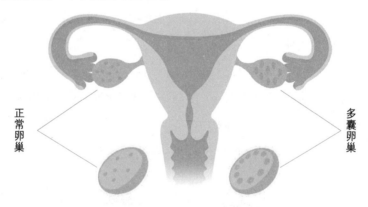

正常卵巢　　　　　　　　　　　　　　　　　　　多囊卵巢

图 16　正常卵巢与多囊卵巢示意

左边是正常的卵巢，其中有一些大小不等的生长中的卵泡。

右边的是多囊卵巢，呈现"车轮征"，在超声下可以看到它就跟车轮子一样，有一圈的卵泡。

得了多囊卵巢综合征怎么办？

首先，要重视，得了多囊卵巢综合征，应该积极治疗。月经异常，稀发排卵或者无排卵，可能导致不孕；如果能怀孕，由于黄体不足，流产率也会升高。长期的无排卵、闭经，还会导致患子宫内膜癌的风险增大。

很多多囊卵巢综合征患者代谢异常，常伴有超重或肥胖，患Ⅱ型糖尿病、高血压、冠心病的风险也会增大。

年轻的多囊卵巢综合征患者常会因痤疮、多毛、肥胖等问题，而影响了自我认知。因为对生育等问题的担心，很多患者会存在心理问题，容易抑郁。

多囊卵巢综合征的发病率高，很多专家在研究其原因，但直到今天，其确切病因仍然不清楚，目前认为是由于遗传和环境因素的共同作用。

如果母亲有多囊卵巢综合征，女儿患多囊卵巢综合征的风险就会增大。有些女孩过胖，或者生活方式不健康、作息不规律等，更易患有多囊卵巢综合征。

怀疑自己患多囊卵巢综合征要做哪些检查？

第一，要做最基本的妇科检查，还要做全身的检查，看看有没有多毛、痤疮等问题。

第二，要通过超声检查卵巢有无异常的多囊情况。

第三，要做抽血检查，查性激素，看看激素水平是否正常。

此外，还要结合一些其他的检查，了解代谢情况，比如，糖代谢、脂代谢是否存在异常。

综合考虑上述检查结果，并且排除引起高雄激素血症和引起月经失调的其他病因，这样才能做出多囊卵巢综合征的诊断。

患多囊卵巢综合征的年轻姑娘们常问的一个问题是："这个病能治愈吗？"

如果客观地回答，答案是不能，这个病需要终生管理。

针对所有的多囊卵巢综合征患者，治疗的第一步都是要调整生活方式：规律作息，合理饮食，适当锻炼。临床上除了"胖多囊"，还存在一些"瘦多囊"。对于体重超标的姑娘，要用健康的方式减轻体重，往往体重减少 5%～10%，月经就能够有明显的改善。体重太轻也不好，对于体重太轻的姑娘，要鼓励她们多运动增肌，努力把体重控制在正常范围内。体重太轻的多囊卵巢综合征患者往往肌肉含量非常低。当肌肉量增加，会明显改善身体的胰岛素代谢状况，进而改善多囊卵巢综合征引起的各种症状。

听到这个答案，姑娘们的第二个问题往往脱口而出："既然是不治之症，那就是再也治不好了？"

其实也不是。多囊卵巢综合征不是"不治之症"。因为"不治之症"这个词往往暗指这种病严重危及生命健康。我们一般把晚期的恶性肿瘤称为不治之症，但不会把糖尿病、高血压称为不治之症，哪怕这些病都需要终生管理。

得了多囊卵巢综合征并不意味着只能坐以待毙，它只是预示着患有这种病的女孩比别人更容易产生代谢或者生育方面的问题，需要提前管理并且需要长期管理。

多囊卵巢综合征的患者，虽然大部分会出现月经稀发的情况，但是她在某个阶段的月经也有可能自然恢复正常。临床上，很多多囊卵巢综合征患者在 40 多岁时，月经恢复到正常周期。

多囊卵巢综合征的治疗目的，并不是治愈，而是解决现阶段的问题，并预防远期并发症。

什么是现阶段的问题？痤疮、多毛、月经失调、不孕、流产、肥胖，这就是现阶段的问题，存在哪个问题就解决哪个问题。

如果多囊卵巢综合征引起了月经失调，那么就说明有稀发排卵或者不排卵的问题。最直接的疗法是在月经的后半周期，用孕激素来调经，这种方式主要适用于没有明显的"高雄"症状或者代谢紊乱的患者。也可以用复方短效口服避孕药来调经，使用这种方法调经时可以兼顾降雄；如果是有避孕需求的患者，还可以兼顾避孕。

如果患有多囊卵巢综合征并存在"高雄"症状，可以使用复方短效口服避孕药。针对痤疮问题，通常要服药3个月以上；针对多毛问题，甚至要服药6个月以上。停药以后，"高雄"症状有可能反复。除了复方短效口服避孕药，还有一些专门降雄的药物。只是在临床上的应用远远不如复方短效口服避孕药那么广泛。

胰岛素抵抗也是多囊卵巢综合征中存在的重要问题。针对这种情况，可以用二甲双胍来治疗，对改善胰岛素抵抗有较好的效果。此外，二甲双胍还有其他获益。比如，有研究显示二甲双胍可以帮助抗衰老。患者一般要在使用二甲双胍进行治疗以后的3～6个月内复诊，二甲双胍有一定可能会造成肾功能损伤或者乳酸性酸中毒，所以，需要定期复查肾功能。

多囊卵巢综合征患者还要预防远期并发症，如子宫内膜癌及包括糖尿病在内的代谢性疾病。

得了多囊卵巢综合征能怀孕吗？

得了多囊卵巢综合征能怀孕吗？答案是能。

多囊卵巢综合征患者一生中成功生孩子的概率跟其他人几乎是一样的。只是跟其他人相比，她们怀孕的过程有一定的特点，我将之称为：前途是光明的，道路是曲折的。

多囊卵巢综合征患者可能需要花更长的时间，甚至需要医生的帮助才能怀孕。

多囊卵巢综合征患者想生孩子，先要调整生活方式，这是前提。很多"胖多囊"患者经过减重就能够恢复排卵。如果有排卵障碍，可以在医生指导下促排卵。对于排卵障碍特别严重的女性，需要在辅助生殖的帮助下怀孕。

女性呵护笔记

　　1.女性如果存在月经失调、不孕、肥胖、多毛或痤疮问题，要警惕一种特殊的疾病：多囊卵巢综合征。

　　2.对多囊卵巢综合征不必过于恐慌，要针对存在的问题去处理。通过调整生活方式、控制体重、适当运动、调理月经、降低雄性激素以及促排卵的治疗，解决现有的问题。

警惕女性高发病：
高催乳素血症

有一些女性出现这些情况：月经量少、稀发，甚至闭经；没有怀孕，也不在哺乳期，可是挤压乳房会泌乳；不容易怀孕，或者好不容易怀上了又流产。

出现这些情况，很有可能是患了高催乳素血症，以前也叫闭经泌乳综合征。

▎什么是高催乳素血症？▎

催乳素（Prolactin，简称 PRL）作为一种激素，其核心作用是促进乳腺发育和泌乳，这是催乳素最重要的功能。另外，催乳素还有一些其他功能，包括影响性腺，抑制排卵，与自身免疫和渗透压调节相关，这些是其衍生功能。催乳素水平过高，会抑制雌激素分泌，抑制排卵。因此，催乳素水平过高的时候，会发生溢乳、月经稀发、月经量少，甚至闭经，容易引起不孕和流产。雌激素水平低，还会引起生殖道萎缩，性欲降低，甚至骨质疏松症等情况。同时，因为催乳素对渗透压有调节作用，催乳素水平过高还可能引起代谢紊乱。

催乳素由脑垂体前叶分泌。催乳素水平高，最常见的病因是患了垂体瘤。垂体瘤中有一种类型叫催乳素瘤，会导致高催乳素血症。大垂体瘤还可能引起压迫症状，使人感觉头疼，严重时甚至会造成视野缺损。

高催乳素血症可以通过抽血化验催乳素水平来诊断。

除了病理性的高催乳素血症，还有生理性的高催乳素血症，这种类型的高催乳素血症一般出现在怀孕期和哺乳期，这时催乳素水平本就应该是高的。

哪些因素会影响催乳素水平呢？

在一天当中，催乳素分泌的量不是一样的，在上午 10 点到下午 2 点之间催乳素水平最低。所以，如果怀疑患了高催乳素血症，在检查时，应该选择催乳素本身生理节律中低的时间段抽血。虽然大家都习惯晨起空腹去做大部分的血化验检查，但这个时间段不适用于催乳素检查。

在一个完整的月经周期中，催乳素的分泌量不像雌、孕激素变化那么大，但在排卵期的时候会高一些。

催乳素也被称为情绪激素，容易受很多因素影响，如情绪激动时会升高，性生活时或性生活后会升高，在睡眠状态下也会升高。

如果过度饥饿，催乳素也会升高。但如果过量进食，吃了太多高蛋白的食物，也会让它升高。所以，在判断自己是否患有高催乳素血症的时候要把这些因素都考虑到。

怀疑自己患有高催乳素血症的时候，抽血检查前应该做哪些准备呢？

抽血检查前要做哪些准备？

1. 检查前 24 小时避免性生活，避免触碰乳房，保持睡眠充足。

2. 当天早晨避免高蛋白、高脂肪饮食，避免运动和情绪激动等。

3. 既不过饱，也不过饥，早晨 7 点左右摄入碳水化合物。

4. 到医院后静坐至少半小时。

5. 上午 10 点后抽血。

引发高催乳素血症的原因有很多，垂体瘤是最常见的病因。垂体瘤大多数是良性的。按照大小的不同，垂体瘤又被分为垂体微腺瘤和垂体大腺瘤，以 1 厘米为分界，小于 1 厘米是微腺瘤，大于 1 厘米就是大腺瘤。

还有下丘脑疾病、系统性疾病、多囊卵巢综合征，可能也会导致高催乳素血症。另外有一些特殊的药物，尤其是治疗精神病的药物，也可能引发高催乳素血症，比如，噻嗪类、三环类，还有卡马西平等。此外，一些抗高血压药物、治疗胃溃疡的药物、增强胃动力的药物，也可能会影响催乳素分泌。

虽然这些药物可能会造成高催乳素血症，但是不能轻易停药。每一种药物对催乳素的影响不一样，可以跟治疗原发病的医生商量，请医生判断是否能够调整用药，尽量选择对催乳素水平影响小的药物。如果完全不能调整，可以针对高催乳素血症带来的一系列症状进行治疗。比如，高催乳素造成闭经，可以适当地用一些雌、孕激素来缓解症状。

妇科内分泌医生或者患者，千万不要轻易地停用治疗原发病的药，一定要请治疗原发病的医生给建议。

如何确诊高催乳素血症呢？

首先需要了解月经情况，跟以前相比，月经周期和月经量有什么变化，是否出现经量变少，周期变长，甚至闭经；是否有不孕症或者流产。

还要了解有没有抑郁症，或者有没有其他精神病，是否在用抗精神病药物治疗。

要进行全身性的检查，包括妇科检查和乳腺检查，要检查有没有溢乳。

如果进行影像学检查，推荐大家做垂体的核磁共振检查。作为筛查措施，可以选择做普通核磁，有条件的话，建议做增强核磁、动态核磁。

哪些情况下的高催乳素血症需要治疗？

高催乳素血症容易引起不孕，而自身有怀孕需求时，需要治疗；垂体瘤引发的高催乳素血症，存在压迫症状，也需要积极治疗；泌乳或者长期性腺功能低下，也应该治疗；有些姑娘很早就患上了高催乳素血症，甚至影响了青春发育，也是需要治疗的。

怎么治疗高催乳素血症？

高催乳素血症首选药物治疗。多巴胺会抑制催乳素分泌，因此多巴胺类似物或多巴胺受体激动剂可降低催乳素水平。除了药物治疗，还可以考虑手术治疗或放射治疗，但是那两种治疗方案仅在一些特定的条件下才去选择。

溴隐亭，是一种多巴胺受体激动剂，是最经典的治疗高催乳素血症的药物。患者服用后可能产生不适，所以要特别注意服用方法。为减少副作用，建议在餐中服用溴隐亭，而且要从小剂量开始，最初的 3～7 天内，每天服半片，等身体适应了、没有明显的不适了，再增加至每天服用两次，每次半片；再然后逐渐增量。大部分高催乳素血症患者对溴隐亭敏感，通常一天服用两片（5 毫克）就够了。每天最高剂量 10 毫克（4 片）。如果需要服用 4 片，那么可以在三餐后及睡前各服用一片。溴隐亭的常见副作用有：恶心、轻微头痛、外周血管痉挛及体位性低血压。

在服用溴隐亭进行治疗的过程中，还有一些需要注意的事项。

要循序渐进地加量，在服药过程中，最初要每个月检查一次，看催乳素有没有降到正常的水平。如果催乳素降到正常水平，就可以继续服用；如果催乳素降不下来，说明患者对溴隐亭不敏感，需要换别的药物。

如果患者对溴隐亭敏感，病情平稳后可以逐渐减量。特别注意要缓慢地分次减量，不要急于停药，可以每两个月减半片，并且减量后还要监测催乳素水平。如果在减量过程中病情反复，则需要调整至前一个剂量。很多患者需要长期用药，甚至无法停药，但可能仅仅服用极小剂量就够了。

如果所患的高催乳素血症是由于垂体的催乳素瘤引起的，服用溴隐亭也是一种有效的治疗方式。在临床上，催乳素瘤的首选治疗方式不是手术治疗，而是药物治疗。药物治疗无效或者效果欠佳，又或者是垂体瘤有明显的压迫症状，且药物治疗未能缓解时，才考虑手术治疗。

垂体瘤还可以进行放射治疗。当存在垂体的大腺瘤，或者是术后残留、复发肿瘤，又或者出现药物治疗无效、难以耐受溴隐亭的不良反应、拒绝手术等情况，才考虑放射治疗。

综上所述，如果发现垂体腺瘤引起高催乳素血症，最重要、最首要的治疗方式是药物治疗，只有在不得已的情况下才考虑手术治疗或放射治疗。

得了高催乳素血症，对生孩子会有影响吗？如果还想生孩子怎么办呢？

建议先把高催乳素血症控制好了再怀孕。对于年龄不太大的女性，建议把催乳素水平降到正常范围内的较低水平，再去怀孕。

一般来说，微腺瘤的患者在怀孕期间不会很危险。

怀孕以后是否用药，是因人而异的。以前主张一怀孕就停药，但是后来越来越多的证据证实，溴隐亭的安全性很高，所以并不是怀孕之后必须停药。通常垂体大腺瘤患者在怀孕时，需要继续用药，而垂体微腺瘤患者在孕期则需要根据治疗情况来确定。

患有高催乳素血症的女性，如果成功怀孕、顺利分娩了，原则上产后可以继续哺乳。但是停止哺乳之后，要及时复查。

如果是患有垂体大腺瘤的女性，在治疗上应当更积极，即使怀孕了，药物也不能停，而且在产后可能要因此缩短哺乳时间，医生会根据产后复查的结果，来决定是否需要继续用药治疗。

女性呵护笔记

1.没怀孕的女性如果闭经和泌乳同时发生，可能是患上了高催乳素血症。

2.在各种病因引起的高催乳素血症中，最常见的是垂体瘤。治疗方案首选药物治疗，目前国内应用最普遍的是多巴胺受体激动剂——溴隐亭进行治疗。

3.女性接受高催乳素血症治疗后，是能够怀孕的；孕期和产后治疗，需请医生指导、监测。

如何科学地保养卵巢，延缓衰老？

如果一个女性还不到 40 岁，出现如下症状：

月经越来越少，甚至长时间不来；

备孕很久也无法怀孕，并且常常出现各种不舒适的感觉，比如，潮热、易怒、抑郁、失眠等；

体形发生明显的改变，腹部、背部发胖，还有明显的皮肤松弛、脱发。

这是出了什么问题？

可能是早发性卵巢功能不全。在这里要强调一下，只有在 40 岁之前出现这些症状的时候，才能够诊断为早发性卵巢功能不全。

卵巢衰老有什么严重后果？

首先是引起月经变化，出现月经稀发或者闭经。如果是有生育需求的患者，会出现生育困难、不孕等问题。其次是可能伴随低雌激素引起的一系列问题。正常女性50岁左右才会出现的症状，比如，潮热、性交疼、失眠、尿频、尿急、乏力、烦躁易怒等，在患有早发性卵巢功能不全的女性身上也会出现，并且出现的时间早，提前到40岁之前。

同样是40岁之前卵巢功能下降，医学上对此有两个术语：一个是"早发性卵巢功能不全"；另一个是"卵巢早衰"。

卵巢早衰在大众中的传播更广泛一些，它的含义是女性在40岁之前、闭经6个月、两次查卵泡刺激素（FSH）都大于40U/L（检查时间间隔4周以上）。"卵巢早衰"这个名词更强调的是"衰"，意味着卵巢功能不会再恢复，这个说法有时会过于绝对，临床上有时会见到一段时间后月经又恢复的情况。

早发性卵巢功能不全，也发生在40岁之前，在诊断标准上要比卵巢早衰低一些，不仅包括闭经，还包括月经稀发，时间只要4个月，并且两次查卵泡刺激素（FSH）大于25U/L（检查时间间隔4周以上），就可以诊断为早发性卵巢功能不全。相比之下，早发性卵巢功能不全囊括的人更多，这意味着更早发现病情，也可以更早干预。从名称上来看，"功能不全"意味着卵巢功能还未彻底衰退，比"早衰"更容易让人接受。大家也可以把卵巢早衰视为早发性卵巢功能不全的终末阶段。

卵巢早衰的严重后果，是女性在40岁之前就失去卵巢功能，彻底丧失生育能力，提前进入更年期，快速衰老，并且通常不可逆。即使用药物治疗，也只是缓解其低雌激素症状，但不能恢复生育功能。早发性卵巢功能不全患者在早期仍有一定的成功生育的可能性，只是成功率较低。如果发现早发性卵巢功能不全，并且还有生育需求，就一定要抓紧时间，积极努力，跟时间赛跑，并且请医生帮忙，这样或许还能成功生育。

已经确诊了卵巢早衰该怎么办？患有卵巢早衰的女性，卵巢功能衰竭，卵巢内卵细胞衰竭，因而失去生育能力，这已无法补救。但针对其他症状，可以用含雌、孕激素的药物来缓解。患有卵巢早衰的女性，相对于正常年龄绝经的女性而言，是更迫切地需要补充雌激素的，否则，可能会因为卵巢早衰，而影响生活质量，甚至影响寿命。卵巢早衰女性补充性激素不仅获益多，而且更安全，因此只要没有禁忌证，强烈推荐卵巢早衰女性应用雌、孕激素治疗。

卵巢早衰女性，患骨质疏松症的风险会增大。因此，还要注意补钙，多晒太阳，多喝牛奶或酸奶，多运动，同时增加维生素 D 的摄入。雌、孕激素治疗对骨骼健康也有益。

▎ 如何预防卵巢衰老？ ▎

先要了解导致卵巢功能提前衰竭的原因，才好有针对性地预防。

经研究发现，引起卵巢功能提前衰竭的原因包括遗传因素、免疫因素、医源性因素、环境因素等，还有很大一部分卵巢功能提前衰竭是原因不明的，也就是说找不出明确的致病原因。

什么叫医源性因素？举个例子，A 女士得了卵巢癌，必须把卵巢切除以挽救生命，因此失去了卵巢的功能；B 女士患免疫病，在大量药物的作用下，也出现了卵巢功能提前衰竭。这些都是典型的医源性因素导致的卵巢早衰。

那么，卵巢早衰的情况能预防吗？从大的方面来说，我们能做的事情很有限，但是至少可以提前做好计划，帮助这些女性早做安排，让她们在比较年轻的时候就完成生育，这样，就不用担心以后因为卵巢功能衰退而无法生育了。

如果是医源性的因素，那么就要尽早发现、尽早处理，不要把原发病拖延到严重的地步，造成因为原发病的治疗而导致卵巢功能衰竭的严重后果。如果是由卵巢本身的问题引起的早衰，那么也要早点发现、尽早解决。

除此之外，女性自身保持良好的生活习惯，做好情绪管理，也有益于卵巢功能的保护。因为研究发现，有些女性的卵巢早衰可能和长期的作息时间紊乱、负面情绪积压、工作压力大有关。

请女性朋友们记住，卵巢中的卵细胞是不可再生的，我们做的每一件事，承受的所有压力，可能到最后都会影响到卵巢。卵巢是一个很脆弱的器官，所以，如果你想让自己的卵巢更长久地工作，就应该有一个健康的生活方式，在日常生活中尽量保持愉悦的心情。

什么是良好的生活方式？争取每天有充足的睡眠，每周进行至少3次中等强度以上的运动，饮食要均衡，在控制总的热量摄入的前提下，保持食物的多样化，少吃油炸的食物，不抽烟，少喝酒，释放压力，避免精神压力过大……这些都是良好的生活方式不可缺少的内容。

| 避开保护卵巢的误区 |

通过按摩进行卵巢保养靠谱吗？

现在，"卵巢保养"这个概念越来越火，很多女性为此心动。事实上，从妇科内分泌的角度来说，卵巢保养对改善卵巢功能的作用不大。

卵巢处在盆腔的深部。通常女性卵巢从腹壁是摸不到的。如果能从腹壁摸到卵巢，那么卵巢一定出现了异常增大，或者卵巢上长了肿瘤。

美容院所做的"卵巢保养"，是配合精油或药物在肚皮上按摩，且不论这些精油和药物的安全性，它们能否精准定向作用到卵巢呢？对此我深表怀疑。而且，大力按摩还有可能引起卵巢的损伤，尤其是在卵巢本身有囊肿的情况下，大力按摩可能会造成卵巢囊肿扭转或破裂，引发内出血，继发感染，这是非常危险的。

所以，我的态度非常鲜明——不支持大家到美容院进行所谓的"卵巢保养"。

可以自行使用雌激素抗衰老吗？

"卵巢保养"不能起到保护卵巢的作用，那么，日常大量补充雌激素可以吗？

盲目使用雌激素可能会致癌。雌激素一定要在医生指导下使用，一定是在有应用指征的前提下使用。如果自己盲目使用，可能会增加患子宫内膜癌或者乳腺癌的概率。

保持规律的性生活，对保护卵巢有用吗？

规律的性生活有助于身心健康，但它对保护卵巢作用有限，不能作为保护卵巢的方式。保护卵巢的最好方法，是保持规律、健康的生活方式。

女性呵护笔记

1.女性如果在40岁之前出现了闭经、潮热、肥胖、脱发、皮肤过度松弛等问题，通过性激素六项检查发现促性腺激素水平增高，就有可能是患了卵巢早衰或者早发性卵巢功能不全。

2.早发性卵巢功能不全，越早治疗效果越好，刚刚发生的时候，还有一定的生育机会。

3.如果出现了卵巢早衰，那么生育功能就很难恢复，而且会极大程度地影响生活质量。

4.针对早发性卵巢功能不全或者卵巢早衰，只要没有禁忌证，建议积极采用性激素治疗。

5.美容院盛行的"卵巢保养"，从本质上来说不靠谱。最靠谱的卵巢保养方式，是保持良好的生活习惯。

精力差、记忆力减退，如何逆转？

有的女性朋友会对自己有这样的感性认识：体力越来越差了，总是感觉疲惫，精力变差了，工作时总是犯困，对什么事情都提不起兴趣，记忆力也在变差，记不住东西。

为什么会出现这些情况呢？

第一类原因，是某些器质性疾病所致。最常见的是代谢和内分泌方面的疾病，比如，糖尿病、甲状腺功能减退等，会让人提不起精神。一些消化系统、血液系统、呼吸系统、循环系统的慢性疾病，比如，溃疡性结肠炎、克罗恩病，还有慢性感染、恶性肿瘤，也会让人的体力和精力变差。

第二类原因，是精神方面的疾病，比如，抑郁症引起精力和体力的变差。

第三类原因，是作息不好、生活习惯不好，引起了肌肉疲劳、精神疲劳等。

第四类原因，是妇科内分泌的因素，比如，卵巢功能下降，造成雌激素水平过低，可能会影响人的精力和整个健康状态。

妇科内分泌的变化为什么会影响体力和精力呢？一是雌激素水平下降可能会直接引起体力和精力的下降；二是雌激素下降以后，会造成骨量丢失，导致腰酸背痛和疲惫感；三是妇科内分泌的变化会引起基础代谢率的下降，导致女性在摄入量不变的情况下，体重增加，体重过重也会影响体力。

▎ 体力和精力变差，如何改善？▎

首先要找到原因。

如果是疾病引起的，就要去请医生帮助，治疗原发性的疾病，比如，甲状腺功能减退、糖尿病、恶性肿瘤等。

排除疾病因素之后，还可以从生活方式上做一些努力，比如，保持适当的运动，尽量保持心情愉悦。现在很多人熬夜看小说、看电视、打游戏，当然会感觉精力变差。

充足的睡眠很重要。除了充足的睡眠，还要有合理的运动，每周至少有3次中等强度的运动。此外，还要保持健康的饮食，三餐营养均衡，戒烟戒酒。

现在是自媒体时代，大家容易在微信、微博或者短视频平台上花费大量的时间。以为自己是在消遣、放松，其实相反，长时间地将时间用在这些事情上，容易让精力泛化，让人感到莫名的疲惫。建议大家减少无效社交，发展一两项兴趣爱好，这对于自己的精力是一种保护。

想让工作效率更高，我推荐一个工作方法：集中精力工作一段时间，再休息一小段时间，这是一种被叫作"番茄钟"的时间管理方法。当然，每个人选择的时间长度不一样，有的人工作20分钟，休息5分钟；有的人工作30分钟，休息10分钟。在工作之中，坚决拒绝被打扰。

在休息的时候，可以做一些轻度的锻炼，或者去趟洗手间，去户外走几步。这些活动，会有助于我们工作的时候保持精力集中。

记忆力减退怎么办？

妇科内分泌的变化会引起记忆力衰退。还有很多因素，比如，长期熬夜、失眠、生活压力大、情绪波动大等也会导致记忆力的减退。

从事高强度的工作，用脑过度，也可能会导致记忆力减退。当一个人脑子里容纳的事情太多的时候，就会容易丢三落四。所以，只把精力用在最重要的地方，将其他事情先放一放，也是一种很好的策略。

在这里，我要再唠叨几句。很多人在电子产品、无效社交上花费了过多的时间，导致注意力不集中。有的人甚至觉得5分钟不看手机，就像有小猫在挠心了。注意力不集中也会导致记忆力减退。

记忆力减退，可以部分逆转。但是能逆转到什么程度，因人而异，而且根据导致记忆力减退的原因不同，也有不同的结果。

可以调整生活方式，恢复规律的作息，避免长时间使用电子产品，有意识地进行记忆力训练。怎么调整生活方式呢？很简单——戒烟、戒酒，保证充足的睡眠，避免熬夜，进行有效社交，减轻对电子产品的依赖，适量运动。

要保持均衡的饮食，补充足够的蛋白质和维生素。有调查发现，即使在经济很发达的大城市，人群中营养不良的发生率还是很高。这是因为很多人的饮食结构不健康，经常吃单一的食物，导致蛋白质、维生素摄入不够。

我特别希望各位读者，在一生中都能保持良好、健康的生活方式。

大家可以通过主动锻炼的方式，来提升记忆力。

有一种方法，通过经常性的回忆增强记忆力。比如，回想一下自己小时候的房间，床是怎么摆的，窗帘是什么颜色，喜欢的洋娃娃是什么样子的，它穿了一件什么样的衣服……尽量把一些场景鲜活化，记忆力就像肌肉一样，是可以练出来的。

还可以通过学习图像记忆和思维导图来帮助锻炼记忆力。随着年龄的增长，人的记忆力可能有所减退，但是，我们的知识积累和社会经验越来越丰富，逻辑推理能力可能会增强。

所以，不要强求40岁的时候，记忆力还和10岁、20岁的时候一样。在这个年龄段，我们可以发挥自己的优势，用逻辑推理、分析能力去进行记忆。

当出现记忆力减退，精力、体力减退，还合并了一些症状，比如，一些特殊的头痛、头晕、流鼻血、感觉迟钝、睡眠障碍的情况，就需要去看神经科。

如果出现情绪低落、意志减退、失眠、睡眠时间减少的症状，就要去看心理科，看看是否患有抑郁症等疾病。

▍这些方法可以增强记忆力吗？▍

保健品一定能改善记忆力减退吗？

不一定。保健品往往没有经过严格的临床试验，它的证据通常是欠缺的，所以，关于保健品的效果，至少是要打问号的。

玩益智游戏能锻炼记忆力吗？

当然可以。记忆力是可以训练出来的，许多益智游戏，比如，华容道、数独等，都可以锻炼逻辑推理能力，从而增强记忆力。

1.妇科内分泌变化以及生活中很多其他因素，都可能会影响女性的体力、精力和记忆力。

2.充足的睡眠、适当的运动、均衡的饮食，还有一系列的健康生活方式，都有助于保持体力、精力，增强记忆力。

3.如果患有一些特殊疾病，无论是生理上的还是心理上的，一定要及时就医。

内分泌失调引起情绪暴躁怎么办？

有的人常常会出现这样的情况：容易暴躁，容易发怒，即使是很小的事也控制不住脾气。这些可能都是由情绪障碍引起的。

人们为什么会产生情绪障碍呢？有可能是因为精神压力大，还有可能是因为一些心理的疾病，比如，焦虑症、抑郁症。内分泌改变也会引起情绪障碍，比如，雌激素的快速波动，容易让人情绪不稳定。情绪波动大，并不是小事，需要引起重视。如果对情绪的变化放任不管，就有可能会出现严重的抑郁、焦虑。

情绪暴躁，本身就是在提醒我们身体可能出现了问题。最典型的就是甲状腺功能亢进，也就是甲亢，甲亢往往表现为暴躁、易怒。还有可能是经前紧张综合征，它的重度形式叫作经前焦虑障碍。这种情况下，女性每次来月经前就会有很明显的情绪波动，来了月经以后会好转。还有卵巢早衰以及正常年龄的绝经，也有可能引起情绪的问题。

如果发现自己近期很容易情绪暴躁，怎么办呢？

最快速的方法是远离愤怒源。如果因为某件事情已经愤怒到了极点，那就要转移注意力，换一个环境，和身边的人倾诉一下，帮助自己快速地远离愤怒源。还可以做深呼吸，进行积极的自我暗示，这并不难。自己默数"10、9、8、7、6、5、4、3、2、1"，可能数完了之后，愤怒程度也能够下降很多。

如果以上方法还不足以平息怒气，那也可以进行适度的宣泄，去运动，尤其是一些中强度的爆发性运动，比如，打拳击，可以把愤怒的情绪释放掉。

| 要警惕经前焦虑障碍 |

女性在一生当中，可能会在一些特殊的时期产生情绪上的波动，最典型的表现，就是经前综合征。

经前综合征的严重形式，叫作经前焦虑障碍。经前焦虑障碍的典型特征是在经前的一周左右开始，来月经之后缓解。一般来说，经前两三天最严重，此时，除了焦虑、易怒，还可能伴随一些躯体上的其他症状。有的女性会出现乳房胀痛、全身水肿；还有的女性会出现饮食习惯上的明显改变，比如，本来不喜欢吃甜的，在经前忽然特别爱吃甜食，或者本来不吃辣的，此时却非常想吃麻辣烫。

经前综合征在 25 ～ 45 岁的女性中高发，在 40 岁左右，会更加严重一些。有些女性会逐渐过渡到不只在经前出现，还在一个月当中的任何一天都有可能出现，实际上这就衍变为更年期综合征了。这样的经前焦虑障碍，需要重视。如果连续三次月经前都出现这样的问题，就可以诊断为经前焦虑障碍。

经前焦虑障碍明显干扰正常生活，但很多人对此并不重视。很多女性深受经前焦虑障碍的困扰，却只采用忍耐的方式应对。

如何应对经前综合征呢？

进行心理疏导，调整心理状态。

在生活方式上做一些正向调整。在这个时期，可以多吃一些高碳水化合物，甚至吃一些巧克力之类的甜食，可能会有助于调整心情。要限制咖啡、酒精等刺激性的食物，少吃辛辣食物，注意低盐饮食，适当补充维生素 E、维生素 B_6，还可以补充一些微量元素。这些都可以帮助女性适当地缓解情绪。

如果症状非常严重，也可以借助药物。目前最常用的药，是前列腺素抑制剂和抗抑郁药。当然，还可以选择一些中药来缓解经前的不适症状。有一些新型的复方短效口服避孕药，比如，含屈螺酮的避孕药，对治疗经前焦虑障碍也有一定的效果。

除了焦虑以外，有些女性可能会出现严重的抑郁表现，比如，情绪低落、容易沮丧、思维迟缓等。

如何缓解抑郁情绪呢？

首先推荐的方法是运动，积极运动可以帮助改善情绪。很多运动对情绪是有正面作用的，大家可以选择自己最能坚持的运动方式，比如，跑步和瑜伽，都是非常好的舒缓情绪的方式。

还可以寻求外界的帮助，多参加集体活动，避免独处。参加集体活动时，要真正地参与进去，和大家互动，不要自己孤独地躲在角落，那可能会更糟糕。

必要的时候，要寻求专业的心理医生和精神科医生的帮助，进行心理治疗和药物治疗。如果抑郁情绪越来越严重，一定要引起重视，提防抑郁症。如同身体会感冒一样，心灵也会感冒，如果真的需要药物干预，一定要积极治疗，不要讳疾忌医。

女性呵护笔记

　　情绪不好不是小事，要进行生活方式的主动调节。如果无法自我调整，就要主动就医，因为这些情绪问题有可能反映了躯体的疾病，也有可能是因为患了抑郁症、焦虑症。

对抗皮肤衰老的秘诀

女性年龄到了 35 岁以上，皮肤问题开始变多，皮肤干燥、松弛、有皱纹、长斑了，该怎么办呢？

总体来说，皮肤的老化是不可避免的，年龄在增长，岁月在流失，身体的变化是客观存在的，表皮细胞的更替速度变慢了，创伤后的修复时间也延长了。这是我们必须接受的事实。不过，女性朋友们可以通过自身的努力，适当地调整，以延缓皮肤衰老。

随着年龄的增长，女性的皮肤会有哪些变化呢？

一方面是衰老性变化；另一方面是由日光照射引起的日光性老化。衰老性变化主要是由年龄增长引起的，而日光性老化是由于紫外线照射裸露的皮肤引起的。通常年纪增长，被太阳照射的时间较年轻时更多，两种作用会叠加在一起。

年龄增长造成的老化和日光性的老化，对皮肤的改变是不同的。年龄增长造成的老化，往往表现为皮肤变薄、松弛、出油变少、长皱纹；日光性老化表现为皮肤变得干燥，长色斑、纹理粗糙。

皮肤为什么会老化？可能是由于紫外线、干燥缺水、环境污染等，还有可能是受一些社会环境的影响，不良的生活方式、心理压力大、长期的负面情绪，都容易影响皮肤。

另外，雌激素对于女性皮肤的影响也非常大。雌激素可以增加表皮和真皮的厚度、增加胶原蛋白和弹性蛋白的含量，改善皮肤含水量，减少皱纹。雌激素水平相对高的时候，女性的皮肤会相对好一些；雌激素水平相对低的时候，女性的皮肤会相对差一些。

▌如何有效防晒？▌

90% 的皮肤老化是由紫外线引起的，长期的紫外线照射导致皮肤出现色斑，越来越粗糙，颜色变暗，这叫作"光老化"。所以，防晒是女性一生都要重视的。

预防光老化有多种措施，而最有效、最直接的措施，就是物理防晒，戴遮阳帽，打遮阳伞，穿长袖的衣服，这些都属于物理防晒。

还可以涂抹防晒霜。防晒霜上有两个防晒指数，一个叫日光防护系数（SPF），还有一个叫防御长波紫外线的指数（PA）。选择防晒霜的时候，要两者兼顾。

SPF 针对紫外线中的 UVB 波段，主要作用是防晒伤。一般来说，如果是在办公室，用 SPF15 的防晒霜就足够了；如果是在户外，则要用 SPF30 以上的防晒霜。

PA 指数针对紫外线中的 UVA 波段，主要作用是防晒黑。PA 等级一般用加号表示。"+"表示可延缓 2 ～ 4 倍晒黑的时间，"++"表示可延缓 4 ～ 8 倍晒黑的时间，"+++"则表示可延缓 8 倍以上晒黑的时间。

使用防晒霜时，应该注意在出门前 20 分钟就将防晒霜均匀地涂抹在皮肤的裸露部位，而且在出门前需要再涂抹一次。

此外，涂抹防晒霜的量一定要足够。大部分人抹防晒霜，量都不太够。要想真正达到理想的防晒效果，涂抹量应该达到每平方厘米 2 毫克。在涂抹脸部时，要用一元钱硬币大小的防晒霜，抹上厚厚的一层，而且在 2～3 小时之后应该再涂抹一次。

关于防晒，常常有一些错误的观点。有的人认为不出门就不用防晒了。这其实是不对的，紫外线无处不在，即使是在办公室里也应该防晒。有的人认为只有在夏季和晴天才需要防晒，这也是不对的。还有的人认为涂一次防晒霜就能管用一整天，这就更不对了。正确的做法是每隔 2～3 小时补涂一次。有一些人认为 SPF 值越大越好，这也不对。防晒指数越高，相对来说就越刺激皮肤。如果不是长时间地处于暴晒的环境中，用中等防晒指数的防晒霜就足够了。

很多女性在防晒这件事上感到非常矛盾，一方面女性需要注意补充维生素 D，预防骨质疏松，所以一定要经常晒晒太阳，通过 UVB 的照射，将皮肤内的胆固醇转化为维生素 D，促进钙吸收；而另一方面女性为了抗衰老，又要注意防晒，保护皮肤。那么到底该怎么做呢？

我个人的做法是，注意脸部的防晒，把脸保护起来；注意给身体补充维生素 D，把胳膊和腿露出来，这样也算鱼和熊掌兼得了。

▎ 如何保持皮肤年轻态？ ▎

要让皮肤看起来更年轻，除了要注意防晒，还要让自己保持精神愉悦，保证充分的睡眠。同时，积极地锻炼，促进血液循环，也可以有效地延缓皮肤衰老。

选择合适的护肤品，也有益于改善肤质。

那该如何选择护肤品呢？只看品牌其实并不靠谱，最重要的是要看这个化妆品中的成分。到了一定的年龄，就需要选择含有一些功能性成分的护肤品。比如，含有果酸的护肤品有保湿、美白、嫩肤、抗衰的作用；含有神经酰胺、透明质酸、尿囊素、玻尿酸等保湿成分的护肤品对皮肤也比较好。

不同的护肤品中，各成分的含量是不一样的。大家可以多看看成分表，按自己的需求购买。

购买合适的产品之后，还要学会正确地使用。比如，要用温和的洗面奶，每天早晚做好清洁；根据自己的肤质和不同的季节，选择合适的护肤产品。皮肤护理是一个缓慢的长期积累过程，要保持好的皮肤护理习惯，避免风吹，避免日晒。

增龄性的老化非常典型的一个特点就是长皱纹。皱纹跟人的很多动作有关，比如，有的人特别喜欢皱眉，那么眉间的皱纹就会比较重；有的人很爱笑，那么眼角的皱纹会更多；有的人总是抬眉，那么额头的皱纹会更深。

因此，要尽量避免脸部出现太多表情，甚至可以有意识地去做一些对抗性的动作。比如，鼻唇沟比较深的人，可以有意识地把嘴抿起来，使劲鼓嘴。不过这个动作不太好看，最好在没人看到的时候练习。

以上只是针对面部肌肤的护理，周身的肌肤也是需要护理的，贴身的衣物应该选择柔软的、吸水性好的材质，避免日晒，避免所处的环境过冷、过干。洗澡的时候不要用力揉搓，因为搓出来的"废物"，只是皮肤正常的代谢产物。

妇科内分泌与皮肤

皮肤的状况与妇科内分泌状态是紧密相关的。雌激素水平下降，会引起皮肤老化、新陈代谢缓慢。有部分女性雄激素偏高，由此可能会引发痤疮、多毛等皮肤问题。

有哪些线索提示是妇科内分泌的原因造成了皮肤的问题呢？

多个症状组合出现，并且合并月经异常，则提示当前皮肤异常很可能是由妇科内分泌原因引起的。比如，痤疮问题严重，同时又有多毛症状，体形偏胖，月经还不规律，这些因素加在一起，在一定程度上指向妇科内分泌的原因，预示着可能存在多囊卵巢综合征。

如何调节妇科内分泌，改善皮肤？

首先，要保持良好的生活习惯，情绪稳定，饮食合理，坚持锻炼。

其次，要针对妇科内分泌紊乱的具体问题进行治疗。如果有高雄激素的问题，可能需要用药物将雄激素降下来；如果有低雌激素的问题，尤其是卵巢功能提前衰退，就需要补充雌激素。

最后，针对原发性疾病进行治疗。常见的原发性疾病有多囊卵巢综合征，可能会导致面部痤疮或者多毛。早发性卵巢功能不全的女性，因为雌激素水平过低，可能出现皮肤松弛、衰老、长皱纹等问题，也要进行治疗。

针对早发性卵巢功能不全，主要的治疗目的不是处理皮肤问题，而是解决卵巢功能衰退造成的健康问题。但客观上，处理这些问题的措施（雌、孕激素治疗），也会对皮肤有益。

还有一些妇科疾病，比如，月经过多、过频，会引发贫血，皮肤就会暗沉、苍白，这也需要进行治疗。

皮肤的老化绝大多数是由于日晒引起的。光老化是皮肤老化的重要原因，需要进行遮盖防护。妇科内分泌也是皮肤老化的一个原因，可以通过调节妇科内分泌，延缓皮肤老化。

如何加快新陈代谢、避免身材走形？

随着年龄的增长，难免会遇到这样的问题：越来越胖，身材走形严重，体重管理越来越难；非常容易便秘；怕冷，天气一冷就手脚冰凉；皮肤粗糙、暗淡无光。

以上问题的共同原因是新陈代谢变慢。

随着年龄越来越大，基础代谢率降低。尤其是上班族久坐，缺乏运动，饮食习惯不健康，长期处于恒温环境，睡眠不足、习惯性熬夜，这些因素会进一步加剧代谢率降低的问题。

另外，还有些内分泌的疾病会改变基础代谢率，最常见的是甲状腺疾病。比如，甲状腺功能亢进的时候，基础代谢率会提升；甲状腺功能减退的时候，基础代谢率就会下降。

新陈代谢慢，会引发肥胖，增加患高脂血症、糖尿病和心血管疾病的风险，还会导致便秘、痤疮等问题。

新陈代谢有如下特点：

第一，性别差异。男性的基础代谢率比女性要高。

第二，年龄差异。年轻人的基础代谢率比中年人高将近三分之一。即便吃同样的食物，由于基础代谢率不一样，消耗量不一样，中年人会更容易发胖。

第三，和体表面积有关。个子高的人和个子矮的人，体块大的人和体块小的人，基础代谢率是不一样的。

第四，肌肉比重跟基础代谢率是有关系的。肌肉含量较高的人基础代谢率较高。

如何提高基础代谢率呢？年龄、性别、身高都是客观条件，我们无法改变。因此，在以上四个特点中，只有第四个特点是我们能够利用的。想要人为地提高基础代谢率，就要增加肌肉量，降低体脂率。降低体脂率的方法，大家都不陌生——通过控制饮食、控制摄入的总热量来实现，同时还要增加运动量。

如何通过控制饮食提高基础代谢率？

在控制食量的过程中，有一个技巧是细嚼慢咽，让身体通过进食的过程消耗一定的热量。而且，吃东西的速度足够慢，中枢才能得到反馈："我已经吃饱了"。那些进食过快的人，等到觉得自己吃饱了的时候，往往已经进食过量了。

关于如何进食，还有一个方法，是实行分餐制。比如，一家人一起吃饭，老人往往吃得很少，年轻人自然就会吃得更多，这不利于每个人控制食量。如果实行分餐制，在餐前就安排好每个人这一顿的食物量，就不会出现吃得"超标"的情况了。

除了分餐制，每顿都少吃那么一两口也是一个好办法。新的研究发现，人们稍微带一点饥饿感生活，更有利于健康、长寿。有一句老话叫，

"要想小儿安，三分饥和寒"，说的也是这个道理，一般我们吃到七成饱就足够了。

在饮食的结构上也要注意，减少高脂、高糖食物的摄入，增加一些高蛋白质的食物。高蛋白质食物的升糖指数比较低，反而会让人比较耐饥。在食物的种类上，增加一些粗粮、谷薯类食物，这样，在总热量一样的情况下，升糖指数也比较低，对体重的控制、血糖的控制都有帮助。在进食的顺序上也很有讲究。研究发现，在进食总量不变的大前提下，改变一下进食顺序也有利于控制体重。建议按照汤—蔬菜—肉—主食的顺序进食。

当然，控制饮食还有一个很重要的方法——减少在外就餐。有句话叫"每逢佳节胖三斤"，碰到长假胖三斤都不止。这时候怎么办？一定要控制住自己，不妨在餐桌上稍微勤快一点，多去帮别人布布菜，分散自己对食物的注意力。

｜ 如何通过运动提高基础代谢率？ ｜

如果只是少吃，确实可以减少脂肪，但并不能增肌，甚至我们在节食的同时，肌肉也会减少。所以，想要增加肌肉比例，一定要通过运动来实现。

每周要保证 3 次以上中等强度的有氧运动，每次要保证足够的时长，一般来说 10 分钟是不太够的，建议每次运动 30～40 分钟，每周运动多于 150 分钟。

除了有氧运动，还要做一些抗阻训练，才能有助于增肌，比如，做一些增强柔韧性的练习。随着年龄增长，对柔韧性的练习很重要，一方面可以帮助我们在锻炼的时候达到更好的效果；另一方面可以帮助我们预防骨质疏松症。

哪些活动属于中等强度的运动呢？答案如表 12 所示。

表 12　常见身体活动强度和能量消耗
（以 56 千克体重女性运动 10 分钟为例）

活动项目	身体活动强度	能量消耗量 /kcal
整理床、站立	低	18.7
慢速舞蹈	中	28
手洗衣服	中	30.8
骑自行车	中	37.3
瑜伽	中	37.3
打羽毛球	中	42.0
慢跑	高	65.3
上楼	高	74.7
慢速跳绳	高	74.7
游泳	高	74.7

从表 12 中可以看出，只有整理床、站立属于低活动强度，其他的活动都属于中等以上强度。

如果坚持中等以上强度的活动 10 分钟，会消耗多少能量呢？消耗强度与人的体重是有关系的，这张表中展示的是以体重 56 千克的女性为例的能量消耗。体重 56 千克的女性游泳 10 分钟，消耗 74.7 大卡，做瑜伽消耗的热量大约是游泳的一半。如果体重超过 56 千克，消耗的热量会更多。

除了积极运动，还可以从生活小习惯入手提升基础代谢率。简言之，"能站着就别坐着，能坐着就别躺着"，在日常生活中多消耗一点热量，比如，工作1小时之后起来走一走、做做家务，这些都是消耗热量的好办法。

▎代谢率不是越高越好 ▎

建议大家提高代谢率，那么，是不是代谢率越高就越好呢？

并不是。比如，有一些疾病会导致代谢率过高，最典型的就是甲状腺功能亢进，这是一种病态。

甲亢严重以后，会变得特别能吃，却越来越消瘦，情绪也会变得暴躁、易怒，身体的多个脏器的功能都会出问题，甲亢最严重的情况叫作甲亢危象，会危及生命。所以代谢率并不是越高越好。

当然，合理地控制饮食，积极地进行运动，只会让身体的代谢率处于正常的水平，是不会过高的。

女性呵护笔记

1.随着年龄的增长，基础代谢率会有所下降。

2.通过均衡饮食，保持运动，降低体脂率，提高肌肉含量，能够帮助我们提高代谢率。

怎么吃能延缓衰老？

▎ 更年期的饮食管理 ▎

更年期的"吃"和衰老关系密切：食物吃不对，衰老来得快。所以，更年期要做好饮食管理。

很多成年人盐和油的摄入量超标，这非常不科学。

更年期的饮食管理有什么要点？

首先，要控制总热量的摄入。在更年期阶段，人体的基础代谢率下降。如果不增加活动量，那么总热量摄入一定要有所控制（表13）。

其次，更年期阶段的生理特点，还要求我们在饮食方面做到膳食平衡，保持食物的多样性。

就目前来看，很多女性盐的摄入量超标问题比较突出。对于血压偏高的更年期女性，更要强调注意控制食盐的摄入。

从代谢的角度来说，更年期女性要少摄入脂肪。同时，要多吃蔬菜、水果、牛奶、豆制品，还要常吃鱼、蛋、奶和瘦肉。这些食物既能提供丰富的蛋白质，又能补充人所需的微量元素、维生素等，保证我们每天的营养摄入。

表 13　更年期减肥建议

膳食种类	每日总能量	适合人群
节能膳食	1200 ～ 1600 千卡	轻、中度肥胖
低能量膳食	600 ～ 1200 千卡	轻、中度肥胖
极低能量膳食	小于 600 千卡	中、重度肥胖
每周减重 0.25 ～ 0.5 千克为宜		

更年期应该这么吃

1. 每周要吃三次以上粗粮，全麦、糙米或者薯类皆可。

2. 每天要有肉、蛋。

3. 每天要喝牛奶或者酸奶。

4. 每天要吃水果。

5. 每天要吃 300 克以上的叶类蔬菜。

图 17 和图 18 展示了中国居民一天内所需摄入食物的配比，非常形象。

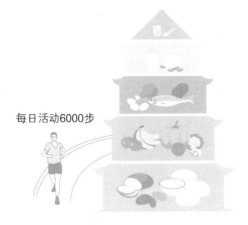

每日活动6000步

盐	<5克
油	25~30克
奶及奶制品	300~500克
大豆及坚果类	25~35克
动物性食物	120~200克
——每周至少2次水产品	
——每天一个鸡蛋	
蔬菜类	300~500克
水果类	200~350克
谷类	200~300克
——全谷物和杂豆	50~150克
薯类	50~100克
水	1500~1700毫升

图17　中国居民平衡膳食宝塔（2022）

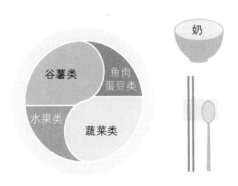

图18　中国居民平衡膳食餐盘（2022）

▌ 长期饮食热量过低会影响认知 ▌

有些女性会陷入一个误区：不能吃有热量的东西，甚至长期不吃主食。

这是不对的。摄入热量过低，会对我们的情绪产生不利的影响，长此以往，还会影响我们的认知。

　　控制饮食，不仅是为了身材苗条，更重要的是希望自己健康。如果因为少吃，影响了认知，甚至增加了未来患阿尔茨海默病的风险，那是得不偿失的。

▎ 吃什么能抗衰老？ ▎

　　这是每个人都想知道的。其实，没有任何一种食物拥有绝对抗衰老的作用。表14给大家列出了一些有助于人体健康的食物。

表14　抗衰老的食物

营养成分	对应食物	主要作用
钙	奶制品、一些绿色蔬菜 豆类、硬豆腐	维护挺拔身姿
维生素 D	鱼类、奶酪	让身体和皮肤充满活力
膳食纤维	粗粮、全谷食品、蔬菜	抗氧化物质预防 皮肤和身体衰老
蛋白质	鱼和瘦肉 豆、奶、蛋类	让身体组织及时修复
植物雌激素	整粒大豆、豆粉、豆浆、酸豆乳	保持红润容颜
水	每天 1500 ～ 1700 毫升（7 ～ 8 杯）	补水

　　富含钙、维生素D、膳食纤维，以及优质蛋白质的食物，每天都需要摄入，而且要保证一定的量。建议大家参考2022版中国居民平衡膳食宝塔来规划自己的饮食。

如果担心营养过剩，怎么办？可以增加活动量，比如，每天走6000步。女性到一定年龄以后，基础代谢率会下降，增加运动可以提高代谢率，更好地帮助她们平衡热量的摄入和消耗，将有益于身心健康。

豆浆富含植物雌激素

有一些食物，比如，大豆和大豆制品（豆浆等），富含一种特殊物质，叫植物雌激素。

很多女性问：更年期的问题是由低雌激素引起的，听说豆浆中富含雌激素，那么是不是多喝豆浆就行？对此，我的回答是，如果想用喝豆浆解决更年期问题，就算把豆浆当饭吃，别的什么东西都不吃，补充的量也是不够的。

只能说，食物相对富含某些营养物质，在某方面对人体相对有益，但是不能代替药物。

维生素C可以抗衰老

在更年期的饮食中，特别推荐大家多吃蔬菜。

那么多种蔬菜，我们怎么挑？如表15所示，深绿色的蔬菜，橘红色的蔬菜，紫红色的蔬菜，每一种富含的营养素种类和量是不一样的。深绿色的蔬菜富含维生素C和叶酸；橘红色的蔬菜富含β-胡萝卜素，对眼睛有益；紫红色的蔬菜富含花青素，对心脑血管健康非常有帮助。

有的女性问：到底哪种蔬菜最好？答案是没有最好，要保持食物的多样性。

建议大家每天吃5种以上蔬菜，并注意新鲜度，最好当天买当天吃。

表 15　建议选择的蔬菜

	举例	营养	作用
深绿色蔬菜	菠菜、油菜、芹菜叶、空心菜	维生素 C、叶酸	辅助补充钙、铁
橘红色蔬菜	西红柿、胡萝卜、南瓜、红辣椒	β－胡萝卜素	保护眼睛改善夜盲症
紫红色蔬菜	红苋菜、紫甘蓝、蕺菜	花青素	保护心脑血管健康
选择要点：①新鲜：当天蔬菜当天买；②多样：每天至少 5 种			

水果中含多种维生素，对健康有益，所以一定要吃水果。但水果的热量比较高，不宜食用过多，每天一份为宜。

怎么选水果？最简单的方法是看颜色（表 16）。

红色水果多富含番茄红素，对增强免疫力特别有帮助。

紫色的水果，比如，葡萄，富含花青素，能抑制炎症，预防过敏，对心血管也有好处。

橙色的水果，比如，橙子、橘子、杧果，富含胡萝卜素，对眼睛有益。

绿色的水果，比如，青苹果、猕猴桃，富含维生素 C，对骨骼健康是非常有帮助的。

维生素 C 是很好的抗氧化剂，能够抗衰老。

表 16　建议选择的水果

	举例	营养	作用
红色水果	草莓、圣女果、红柚、红提	番茄红素	增强免疫力
紫色水果	葡萄、山竹、桑葚、蓝莓	花青素	抑制身体炎症预防过敏
黄色水果	杧果、橙子、柑橘、香蕉	胡萝卜素	保护视网膜缓解眼睛疲劳
绿色水果	青苹果、猕猴桃、绿葡萄	维生素 C	防止骨质流失保护牙龈

吃好一天三顿饭

民以食为天，吃好一天的三顿饭是至关重要的。

三顿饭应该怎么吃？

早、中、晚三餐时间要固定。上午和下午，可以适当加餐，已经患有糖代谢异常、糖尿病的患者，加餐就更加重要。

食量按照"三四五二"原则进行分配，早餐吃一天总食量的30%，午餐吃40%，晚餐吃25%，加餐吃5%。

这里补充一点，在更年期时，盐、油、糖的摄入宜少不宜多。

每天盐的摄入不要超过6克。有人说我们家做到了这一点，怎么家中得高血压的人还那么多？这种情况可能是其他因素导致的，但也有可能是吃了很多咸菜、咸鱼或咸火腿之类的腌制食品导致的。一天的盐摄入量，要把这些食品中的盐量也算进去。

除了少吃盐、油、糖，猪油、奶油或动物内脏也要少吃。

更年期的补品怎么吃？

吃补品对缓解更年期有用吗？

在各种补品中，有很多还真是价格不菲。

相对来说，红枣、银耳、百合、枸杞、海参，还是有比较好的效果的。

但燕窝和阿胶效果如何，可能还需要更多的医学数据来证实。

如果大家有条件，吃一些补品也无妨，但不要过于夸大它们的作用。

饮食的烹饪方法

说完要吃哪些东西，还有一个很重要的问题要讲：食物要怎么加工、烹饪呢？

建议多蒸煮，少油煎，少烧烤。尽量采用营养保留比较完整的方式去烹饪，而且在烹饪的时候油和盐要少放一些。有的人说少放盐，没有味道啊。那怎么办？

可以加一些调味汁，比方说番茄酱、柠檬汁，甚至加一点花椒、辣椒，都是可以调味的。

在烹饪的过程中，尽量把温度调低一些，别总爆炒。明火的温度太高，对食物的营养破坏过多。

女性呵护笔记

1. 更年期的女性，并没有特殊的食物禁忌，但是要注意控制热量摄入和营养均衡。

2. 建议大家多吃豆类、鱼类和奶制品；控油少盐，并且少吃奶油、腌制品和动物内脏。

怎样运动保持年轻态?

生命在于运动。运动的好处非常多,能提升肺活量,促进代谢和血液循环,还能够帮助我们保持体形。运动对骨骼系统、心血管系统都有益,能够让人的心态变得年轻,认知更加敏锐。运动对情绪也很有帮助,可以缓解焦虑,还有助于睡眠。

更年期应该如何运动?

组合运动

女性可以做一些组合运动。比如,先做有氧运动,再做力量训练。此外,还要重视强化柔韧性的运动。

推荐的运动是游泳。游泳是一项绝大部分年龄段的人都适合的运动,推荐大家每周进行三次以上的游泳运动。

对更年期女性来说,快走也是很不错的运动,但快走只是一个基础，还达不到真正的运动效果。在快走之后，可以再加上一定程度的力量训练。

没有哪一种运动方式是绝对优或劣的，要结合个人的运动基础和身体素质去选择合适的。不要因为感觉自己什么都不会，就什么都不学，尤其是更年期的女性，千万不要有"我都到这个年龄了，我什么也不用学了"的想法。

以我个人为例，我在上学的时候，体育一向特别差，但是我现在的运动能力在同龄人中算是不错的。所以，没有谁是天生就擅长运动的，我们可以不断地学习，逐渐提升自己的运动能力。

广场舞是不错的选择

有一些活动如瑜伽、舞蹈、韵律操，的确是非常棒的运动，是非常适合女性的运动。但并不是每一个女性都有机会去进行专业的学习和锻炼的。好在我们有广场舞，对更年期女性来说，这是一个非常不错的选择。

在不扰民的前提下，不仅仅是对更年期女性，对其他年龄层的人来说，广场舞也是一个不错的选择。只要动起来，总比不动强。而且广场舞是一种集体活动，有一定的美感，动作也不难，非常便捷，也更容易让人坚持。

中等强度运动最合适

对于更年期的女性，要注意保持合适的运动强度，我推荐大家选择中等强度长时间的运动。

如何判断运动强度是否处于中等强度呢？主要靠心率是否适宜来判断（表17）。

关于适宜心率，有一个很好的计算公式：用220减去年龄（周岁），得到差值，分别乘以 0.6 和 0.8，就可以得出适宜心率的范围。

比如，一位 48 岁的女性，她的适宜心率范围的最低值是（220-48）×0.6=103.2，最高值是（220-48）×0.8=137.6。

如何判断是否适合自己的心率呢？每个人的基础状态不一样，身体的素质不一样。所以，合适的心率的标准是可以微调的。

表 17　运动强度对照

心率	表现	运动强度
125～140 次/分	汗流浃背	70%
110～130 次/分	出汗	50%～60%
95～100 次/分	心情愉悦	30%～40%

要说明的是，运动的强度要因人而异。不同的人可能会略有差别，有些人稍微动一动，就开始汗流浃背，这种情况下，就要循序渐进，也许坚持运动两个星期之后，就不那么容易出汗了。

培养运动意识

很多女性朋友说："我每天上班、带孩子都忙得喘不过气了，哪有时间运动？"在这里，就要提到一个非常重要的概念——运动的意识。

运动一定要花时间吗？工作繁忙，就无法坚持运动吗？还真不一定。

我的工作也十分繁忙，但是我还是能够保持运动，并不是一定要走上跑步机，或者去健身房"举铁"才算运动。运动的意识比运动的形式更重要。

如表 18 所示，如果工作忙，可以利用上下班的时间动一动，减少坐车，也可以提前一站下车，走一段路上下班。

伏案工作的时候，要定时活动，每过一小时，就起来活动一下。能站着就别坐着。假期里，要少看电视，少刷手机，多出去散散步，每天花20分钟快走，这并不难坚持。

坚持运动不仅靠挤时间，还靠脑海中的理念。当你真正把运动这件事情放在心上，那么总能够找到合适的机会。比如，当你躺在沙发上，感觉很无聊，不知道做点什么的时候，可以选择运动一下。

表18　培养运动习惯方法举例

利用上下班	1. 减少坐车，增加骑自行车或者走路的机会 2. 坐公交车提前一站下车走路
减少久坐时间	1. 每小时起身活动 2. 能站不坐 3. 在家少看电视、多散步

注意运动中的防护

运动特别有益于健康，但是很多人在运动后，会出现一些不适（表19），尤其是在很久不运动以后，突然开始运动，就可能会出问题。

运动之后肌肉酸痛，该怎么办？运动的一条重要原则是循序渐进。运动前要充分地热身，运动后要充分地拉伸，这是减少肌肉酸痛的重要方法。如果真的酸痛了，可以进行局部按摩、热敷或者用松节油擦拭。

有的人在运动中会觉得肚子疼，这就需要调整。

要根据身体状况适当调整运动强度，最好不要挑战自己的极限。有些人运动强度过大，甚至会在运动过程中出现晕厥，那就属于"过犹不及"了。

表 19　运动中常见生理反应与处理

肌肉酸痛	局部按摩、热敷、松节油擦抹，运动后压腿、拉伸
运动中腹痛	适当减速，深呼吸，揉按疼痛部位
抽筋	运动前做好准备活动，适当按摩
运动性昏厥	平卧，脚高于头，由小腿向心脏处按摩
极点	减小运动负荷，深呼吸

如何在保护身体的前提下，有效地运动呢？

1. 运动前充分热身，运动后充分拉伸。

有的人在运动的时候，尤其是在游泳的过程中容易发生抽筋。要避免这种情况，最重要的是在运动前充分地热身，先让自己活动开了，再下水游泳，降低抽筋的概率。

2. 选择适合自己年龄段的运动。

对于年龄偏大的女性，建议尽量减少过于剧烈的运动，防止对身体造成伤害。尤其要注意对关节的保护。爬山、爬楼梯或者深蹲，可以尽量少一点，以免损伤膝关节；拔河、掰手腕、蛙跳，也要尽量避免。

要选择一些适合自己年龄段的运动，比如，瑜伽、跳舞、健身操、慢跑、快走、游泳等。

警惕肌肉减少症

这里要跟大家科普一种疾病——肌肉减少症。肌肉减少症简称为肌少症，也有人称之为少肌症，现在也有部分专家，建议称为"肌肉衰减症"。

肌少症是有严格定义的，肌少症是指由于年龄增加导致的肌肉数量减少、力量减弱和机能减退，并由此导致衰弱、残疾、生活质量下降、死亡率增高等不良临床结局。

肌少症既包括了肌肉数量的减少，也包括了肌肉力量的减弱。如果只是肌肉力量减弱，为可疑肌少症。当肌肉数量减少同时伴力量减弱，就可以诊断肌少症了。

最近几年，肌少症越来越受到人们的重视，原因是其发病率升高了，而且带来的后果十分严重。除了增加跌倒和骨折的风险外，肌少症还会影响人的日常生活能力，并且和心脏病、呼吸系统的功能以及认知功能障碍都有关系，会导致行动障碍，生活质量下降。严重的患者，终生不能独立生活。对整个家庭来说，医疗费用支出也相应增多了。因此，一定要对肌肉健康加以重视。

如何判断是否患有肌少症呢？

随着年龄的增长，上臂出现了"蝴蝶袖"，肌肉明显松弛下垂，或者四肢乏力、容易跌倒、步速变慢等，都预示着肌少症的发生。肌少症最重要的特征，就是全身肌肉量减少、肌肉的力量弱，导致握力差、步速慢。一般要通过肌肉的数量和质量去诊断。在临床中，一般用一些替代性的指标来检测，比如，用握力、步速来评价一个人的肌肉状态。

可以参考欧洲的诊断标准来看：

1. 测定优势手握力。

如果男性的优势手握力小于 26 千克，女性优势手握力小于 16 千克，则可判断为握力下降。

2. 肌肉含量。

通过 CT（电子计算机断层扫描）、MRI（磁共振成像）、双光能 X 线骨密度仪或者体脂分析仪评估肌肉含量，如果全身的肌肉量少于 15 千克，也说明肌肉含量下降。

但仅凭全身肌肉量来判断，还不够准确，毕竟每个人的身高不同。所以，要用全身肌肉量（千克）和身高（米）的平方相加，得出数值。对于女性而言，计算结果小于 5.45 千克／米^2 即为肌少症。也有人建议将界值定为 6.0，如果得数比 6.0 少，则可诊断为肌少症。

3. 测步行速度。

可以让被测试者以平时的正常速度行走 4 米，看他需要多长时间。如果走完的总时长超过了 5 秒，就说明步速小于 0.8 米／秒，那就是肌少症的表现了。

还有一个较难的指标，是让被测试者走 400 米，如果不能完成走 400 米的任务，那肯定是肌少症；或者是需要 6 分钟以上的时间才走完 400 米，也是肌少症的表现。

肌少症诊断（欧洲女性）

- 握力＜16 千克
- 全身肌肉量（ASM）＜15 千克，ASM／身高值的平方＜6.0 千克／米^2
- 步速＜0.8 米／秒
- 简易体能状况量表（SPPB）得分＜8 分
- 无法完成连续走 400 米的任务，或者需要 6 分钟以上的时间才能走完 400 米

总之，我们一定要重视和预防肌少症。对于肌少症的预防最主要在于积极锻炼（表 20），同时也要注意营养均衡，保持合理体重，不可盲目追求苗条身材。

表 20　课后作业：推荐的运动方案

方案一	周一至周五，每天快走 40 分钟 周六打羽毛球 40 分钟
方案二	周一、周四快走 40 分钟 周二、周五广场舞 30～40 分钟 周末打乒乓球 60 分钟
方案三	隔天慢跑 30 分钟 周末游泳 50 分钟
方案四	快走 30 分钟，慢跑 15 分钟 隔天交替进行

女性呵护笔记

　　1. 为了延缓更年期，需要适量运动。推荐每周有 3 次以上的有氧运动，每周的运动时间在 150 分钟以上。

　　2. 建议选择中等强度、长时间的运动。

　　3. 在更年期要预防肌少症的发生。可以对照肌少症的一些标准，来进行自我检测。

Part 5

正确应对更年期，
做不老女神

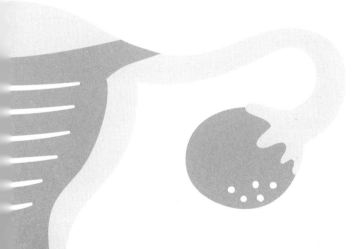

进入更年期就意味着老了吗？

在有些人的观念中，"更年期"是一个贬义词。在批评其他人情绪不稳定的时候，会说："她是不是'更年期'了？"这是对更年期的污名化和标签化。实际上，"更年期"是一个中性词，是生命中的一个特殊阶段，女性的生命中存在这样的阶段，男性的生命中也有这样的阶段，这是非常正常的阶段，是人生中必然经历的阶段。

我是妇科内分泌医生，所以在这里我重点讲女性的更年期。

更年期对女性的影响非常大，约 80% 的女性在更年期时会出现一些症状，其中约一半人的症状会明显影响生活。更年期症状持续的时间，也比大多数人想象中的要长得多。

处于更年期的女性不仅本人会感觉不适，影响自己的身体健康，她的情绪不稳定等症状还会影响周围的人，同时更年期还是很多老年病的萌芽阶段。

很多女性朋友非常抗拒"更年期"这三个字。一提到更年期，大家就会想："我是不是老了，没有魅力了？"

实际上更年期并不必然意味着衰老和缺乏魅力。只要做好与更年期相关的知识储备，认真保养，让自己能够更健康、更好地度过更年期，我们同样能够拥有健康、美好的生活。

▎到底什么是更年期？▎

"更年期"其实不是医学术语，是老百姓约定俗成的说法，是指女性从育龄状态到老年状态的变更时期。"更"是变更，这是女性从有生育能力到没有生育能力的过渡阶段。更年期没有明确的起点，没有明确的终点，也没有绝对清晰的年龄界限。

我们说起更年期，往往指女性在这个阶段中出现了很多不适的症状，可以用"更年期综合征"来指代这种状态。

在医学上，更年期对应的专业术语是：围绝经期。这个医学术语有明确的定义，即女性绝经前后的一段时期，包括从月经周期明显改变起至末次月经后的 1 年。

为什么我们要重点讲女性更年期？因为更年期卵巢功能衰退，标志着女性真正开始衰老，卵巢衰老是女性身体中第一个重要器官的衰老。所以，关于女性的生殖衰老和绝经的研究，有非常深远的意义，或许有助于发现延缓人类衰老的密码。

卵巢功能衰退在某个阶段会特别剧烈，可以称为"断崖式下降"，所以很多女性症状非常严重。而男性的生殖功能衰退远远晚于女性，且没有标志点，衰退的进程比较缓慢，大部分男性症状不明显。这也是女性更年期更受关注的重要原因。

随着人类寿命的延长，我们都要学会如何正确面对衰老。对女性来说，与其恐惧衰老，不如多学习一点更年期的知识。每一个女性从更年期开始管理和预防衰老，是很重要的。

┃ 绝经：女性衰老的标志 ┃

女性从第一次来月经开始，就进入了青春期。年龄增长到一定阶段，月经会停止，即绝经。

如何判断绝经呢？需要进行回顾性诊断。

要回顾末次月经的时间，末次月经结束之后，过了一年仍无月经来潮，并且排除了怀孕等会引起月经停止的因素，才可以诊断为绝经。

大多数女性在50岁左右绝经。我们把绝经前的一段时间叫作绝经前期，之后的阶段叫作绝经后期。

可以做一道简单的数学题：女性的寿命如果以80年来计算，那么从50岁绝经到80岁生命终止，还有30年的时间。

30年的时间并不短，女性需要重视，让自己健康地度过绝经后的人生。

与更年期相关名词如图19所示：

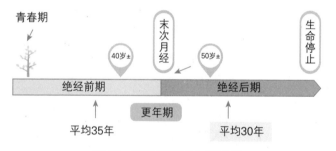

图19 更年期相关名词示意

以绝经这个时间点为标志，有一个相关名词称为"绝经过渡期"。

如何判断是否进入了绝经过渡期呢？

有两个要素：一是相邻月经周期变化超过7天；二是这种周期性变化在10个月经周期内持续出现，即出现两次以上。

比如，上个月的月经周期是 28 天，而这个月变成了 38 天，两次月经周期长度差是 10 天，符合长度差超过 7 天的标准。如果这种变化在 10 个月经周期中重复出现，这就是绝经过渡期的起点。

从这个起点到绝经（彻底不来月经）期间，就称为"绝经过渡期"。

如何判断自己是否真的再也不来月经了呢？如果上个月来了月经，但是这个月没来，就是绝经吗？当然不是。连续 12 个月不来月经，才有可能诊断为绝经。

在"绝经过渡期"基础上衍生出了一个更为实用的概念——"围绝经期"。围绝经期是在绝经过渡期基础上加上绝经后 1 年。围绝经期结束的时候，才可以确认自己绝经了。

相比更年期的模糊，"围绝经期"是一个严谨的医学术语。但为了方便大家理解，我在后文会尽量用更为人熟知的"更年期"来做代替性的描述。

在图 20 中，我们能够清晰地了解围绝经期的概念。

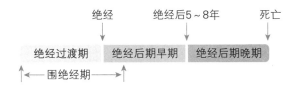

图 20　围绝经期至绝经后期晚期阶段示意

从人生中的最后一次月经到绝经后 5 ~ 8 年，这个阶段叫绝经后期的早期阶段。这个阶段的相关症状主要与卵巢功能衰退引起的雌激素水平下降有关。再之后就是绝经后期晚期，这个阶段主要面临的是年龄增长造成的衰老问题。

▎如何判断自己是否进入了更年期？▎

如何判断自己是否进入了更年期？最重要的判断标准，是月经周期的改变。月经发生变化，准确地讲，围绝经期邻近月经周期的长度差超过7天，并且这种变化在10个月经周期内持续发生，是女性开始进入更年期的标志。

如表21所示，一些症状也可以辅助判断。更年期的症状有很多：潮热、失眠、情绪障碍、骨关节肌肉痛、乏力……更年期的症状超过100种，这些症状都只是用来辅助判断是否进入更年期，并不是绝对的判断标准。很多症状并不是更年期所特有的，仅凭单个症状很难判断。

我们还可以利用医学检查，进行协助诊断。比如，性激素六项化验能够帮助我们判断雌、孕激素水平，卵泡刺激素水平，帮助我们了解卵巢功能。

▎多大年龄绝经才算正常？▎

我在临床上发现，不管多大年龄的女性，似乎都不太能接受自己进入更年期。

55岁的女性会问："我怎么就绝经了呢？我的一些同学还没绝经呢！"

50岁的女性也会说："我怎么就绝经了？我已经这么老了吗？"

45岁的女性就更不能接受了。我还见过更年轻的女性，甚至不到40岁就绝经了，哭着来就诊。

那么，到底什么时候绝经才是正常的呢？

女性的绝经年龄在50岁左右。什么叫"左右"呢？也就是说并没有一道指令，让所有女性一过50岁生日就绝经。在人群中存在一定差异性，有的人可能45岁绝经，有的人可能到55岁后才绝经。

总的来说，40 岁是一个界限（图 21）。如果 40 岁之前绝经，是不正常的，这属于"早发性卵巢功能不全"或"卵巢早衰"。"卵巢早衰"这个名词中的"衰"过于绝对，有这个问题的女性会产生很大的思想压力。所以，目前临床上更多地采用"早发性卵巢功能不全"的说法。

在最新的国际医学指南里，认为 40 ～ 45 岁绝经属于"早绝经"。

如果出现早发性卵巢功能不全或早绝经，会影响女性的身体健康和预期寿命。

因此，45 岁后绝经是正常的。45 岁前绝经，或者属于早发性卵巢功能不全（40 岁前），或者属于早绝经（40 ～ 45 岁），都不算正常。

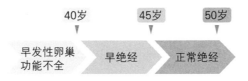

图 21　不同绝经年龄情况对照

哪些原因会导致绝经年龄提前呢？

第一，由遗传因素引起。比如，母亲很早就绝经了，女儿很可能也会提前绝经。

第二，由疾病引起。比如，一些免疫性疾病，有可能导致卵巢功能提前衰退。

第三，由医源性因素引起。为了治疗某种疾病，迫不得已造成了卵巢功能提前衰竭，常常见于卵巢的恶性肿瘤，为了挽救生命，只能切除卵巢。还有化疗、放疗这些医疗措施也可能引起卵巢功能提前丧失。这些都属于医源性的卵巢功能衰退。

第四，不良生活习惯或压力等引起。长期的负面情绪，压力大，抽烟，生活不规律，或严重营养不良，也会让卵巢功能提前衰退。

这些因素中的一项可能只是使卵巢功能提前衰退 1 ～ 2 年，如果多项因素叠加，则卵巢功能提前衰退的程度更大，甚至可能在 40 岁前就绝经。

❙ 晚绝经 ❙

约 90% 的女性在 45～55 岁绝经。不到 10% 的女性在 45 岁之前绝经，这属于早绝经。只有极少数的女性在 55 岁之后才绝经，在所有女性中仅占 1.2%，如果没有伴随其他症状，那么这种情况是正常的。

但如果到了 58 岁、59 岁还未绝经，甚至到 60 岁还未绝经，那就该引起重视，去医院就诊。临近绝经时的月经紊乱和由疾病引起的阴道出血，女性本人有时很难区分，比如，卵巢长了分泌性激素的肿瘤，或是宫颈癌引起的宫颈出血等，会表现为类似月经的出血。所以高龄未绝经也不一定是幸事。

可能有人会问，那是早绝经好，还是晚绝经好？

答案是：合适的年龄最好。平均绝经年龄在 50 岁。但相对来说，偏晚一些更好，因为这意味着女性受雌激素滋润的时间更长。

❙ 更年期，可以熬过去吗？ ❙

从月经开始出现异常到正式绝经所需的时间长度，存在很大的个体差异。有的女性月经紊乱 10 年后才绝经。从月经紊乱开始，到更年期症状结束，这期间是非常痛苦的。

有人说，反正谁都要经历更年期，我奶奶、我妈妈，都是这么过来的，那我也熬着吧。

更年期，可以熬过去吗？

在准备熬之前，我建议先看如下这张图（图22）。

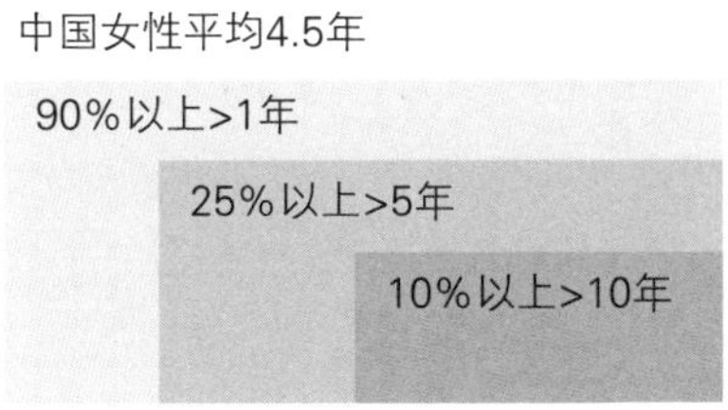

中国女性平均4.5年

90%以上>1年		
	25%以上>5年	
		10%以上>10年

图22　更年期症状持续时长

中国女性更年期症状平均持续4.5年。但我们认为，平均数的意义不是很大，因为个体差异太大了。比如，姚明身高2.26米，我的身高不到1.6米，我和姚明的平均身高并不低，但对我个人来说，平均身高并没有意义。

经过统计，90%以上的女性，更年期症状持续1年以上。25%的女性，更年期症状持续5年以上。还有10%的女性，更年期症状持续10年以上。

我曾经和我的一个患者聊天，她说："陈大夫，我特别特别难受。我看了您在电视里做的关于更年期的节目，对照您说的症状，发现我就在更年期，而且几乎所有症状全有，所以来找您看病。"

我看了看这个患者的基本资料，年龄是62岁。我说："大姐，如果给您一个机会，回到刚刚进入更年期的时候，您会愿意忍到现在吗？"

她斩钉截铁地告诉我："打死我都不会忍了！已经10多年了，我难受得要命。如果可以回到过去，我一定不会让自己在更年期这么痛苦。"

▎做过妇科手术，还会有更年期吗？▎

更年期的标志性特征是月经周期改变。有的女性会问："我原来做过妇科手术，切除了一部分生殖器官，那我还会有更年期吗？"

这就要看她做的是什么妇科手术。

子宫由子宫腔、子宫肌层构成，宫腔里被覆上一层子宫内膜，子宫两侧是输卵管，在两侧输卵管的下方，分别藏着一个小小的器官，就是卵巢。女性就是依靠卵巢所分泌的雌激素，才能拥有如此多的女性特征。所谓"更年期"，核心特征就是卵巢功能衰竭，就是说，其他系统都还正常，但卵巢功能退化了。

如果曾经做过妇科手术，会不会有更年期症状呢？要视不同情况而定。

大前提是手术前卵巢是有功能的（简单的判断标准就是还有月经）。

如果切除了双侧卵巢，就会即刻进入绝经后状态，由于雌激素水平是突然降低的，很可能出现比较明显的更年期症状，往往比正常绝经女性的症状还要严重。

如果手术切除的只是子宫，保留了卵巢，那就不会很快进入更年期。部分女性可能在手术后短期内有更年期症状，但卵巢侧支循环建立后症状缓解。有些女性即使保留卵巢，但因为切除子宫影响了血供，在手术后卵巢功能也会一定程度提前衰退。这些切除了子宫的女性在更年期阶段会跟其他女性一样经历更年期的潮热、失眠、情绪障碍等症状，唯一不同的是，她们不会有月经变化乃至月经停止的标志性事件，需要根据症状并结合性激素水平做出更年期的诊断。

如果手术是剔除卵巢囊肿或者子宫肌瘤，即只是在卵巢或子宫上动过手术，但保留了器官的完整性，那么这些女性将和其他女性一样经历更年期，既有月经变化也有相应的症状困扰。

这里要给大家讲一个概念：人工绝经。人工绝经就是通过各种医疗手段，比如，手术、放疗、化疗导致卵巢功能衰退，以后再也无法来月经。人工绝经的核心是人为地引起卵巢功能衰竭。由此可知，只切除子宫而没有切除卵巢，不属于人工绝经。

更年期会加速衰老

为什么要这么重视更年期？很重要的一个原因是更年期预示着身体功能开始衰退。

随着年龄增长，我们全身的组织器官在结构和功能方面都会出现生理性衰退，衰老本身是不可避免的。我自己对衰老的看法是，心理上可以不服老，但生理上还是要尊重客观的规律。仅把抗衰老理解为让脸上没有皱纹和斑点，那是最浅层的理解。

但是，衰老并不意味着器官一定会出现大的问题。比如，在我们小的时候，可能会觉得人老了个子就会变矮，牙齿就会掉。但现在我们知道，个子变矮、牙齿掉落并不是衰老的必然结果，而是因为出现了骨质疏松症，如果能够提前做好管理，这些都是可以避免的。现在很多八九十岁的老爷爷、老奶奶，仍然可以腰板挺直、身躯挺拔、满口好牙。

不是所有的衰老都必然伴随着身体功能的丧失，我们完全可以通过有效的预防，让自己拥有满意且功能完备的老年生活。

衰老并不等于疾病，衰老可以是常态性老年化，也就是人到了一定的年龄，身体器官的准确性、敏感性开始减退了，但是没有明显的功能障碍，神经系统也是正常的，能够耳聪目明、神志清晰。

状态较好的老年化，就是没有明显的功能下降。我们在医生的帮助下，在自己的努力下，让自身的功能不出现障碍，就可以健康地、优雅地老去。

如果女性生殖系统功能出现衰退，会引发明显的更年期症状，不仅影响生理，还影响心理，甚至击垮女性的身体，并进一步加速衰老，所以，女性需要重视更年期。

想要延缓衰老，就要从缓解更年期症状开始。

表 21 可以帮助女性评价自己的更年期症状。

表格中各症状的程度评分为 0 ～ 3 分。0 分为无症状，1 分为轻度，2分为中度，3 分重度症状。各个症状的基本分也不同，比如潮热及出汗的基本分是 4，失眠的基本分是 2，疲乏的基本分是 1。每个症状的得分是基本分与评分程度的乘积。

小测试

表 21   改良版 Kupperman 评分

症状	基本分	评分程度			
		0 分	1 分	2 分	3 分
潮热及出汗	4	无	<3 次 / 日	3 ～ 9 次 / 日	>10 次 / 日
感觉障碍	2	无	与天气有关	平常有冷、热、痛、麻木	冷、热、痛感丧失
失眠	2	无	偶尔	经常，服用安眠药有效	影响生活工作
易激动	2	无	偶尔	经常，能克制	经常，不能克制
抑郁及疑心	1	无	偶尔	经常，能控制	失去生活信念
眩晕	1	无	偶尔	经常，不影响生活	影响日常生活
疲乏	1	无	偶尔	上四楼困难	日常活动受限
骨关节痛	1	无	偶尔	经常，不影响功能	功能障碍
头痛	1	无	偶尔	经常，能忍受	需治疗
心悸	1	无	偶尔	经常，不影响生活	需治疗
皮肤蚁行感	1	无	偶尔	经常，能忍受	需治疗

症状	基本分	评分程度			
		0 分	1 分	2 分	3 分
泌尿系统感染	2	无	偶尔	>3 次 / 年，能自愈	>3 次 / 月，需服药
性生活状况	2	正常	性欲下降	性交痛	性欲丧失

注：症状得分＝症状基本分 × 评分程度，总分为各症状得分之和。总分≥30分为重度，15 ～ 29 分为中度，7 ～ 14 分为轻度，≤6 分为正常。

比如，如果重度潮热并出汗，得分应该是 4×3=12 分。如果有中度失眠，得分为 2×2=4 分。

把所有症状的分数加起来，就是总得分。

最后根据总得分进行分析：≤6 分，说明没有更年期症状；7 ～ 14 分，说明有轻度更年期症状；15 ～ 29 分，说明有中度更年期症状；如果得分在 30 分以上，说明更年期症状已经达到重度了。

简单地讲，15 分及以上就是中、重度了。如果有中、重度更年期症状，建议大家寻求医生的帮助。

女性呵护笔记

1. 月经周期改变是进入更年期的标志，也就是进入围绝经期的标志。

2. 绝经年龄在 50 岁左右，绝大多数女性会受到更年期症状的困扰。

3. 更年期不用熬，可以采取一定的方法，让自己舒适健康地度过。

进入更年期，
身体会有哪些变化？

　　北京地区一项针对社区人群的关于更年期症状的调查显示：北京地区中年女性更年期症状很普遍，骨关节肌肉痛、疲乏、失眠、潮热出汗以及易激动，这 5 个症状在超过 50% 的更年期女性身上交织出现（图 23）。

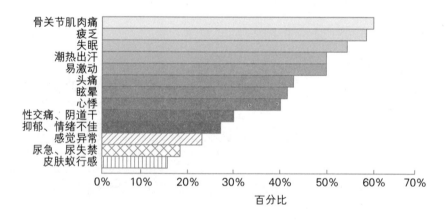

图 23　北京地区更年期症状的患病率

　　有些人不理解什么是"皮肤蚁行感"。有一位患者这样告诉我：她感受到有一长队的蚂蚁，从自己的中指开始列队，在身体上行走，后来，这队蚂蚁爬到对侧的脚板底下去了。也许有人会觉得，她的形容是如此绘声绘色，会不会患了癔症或者是其他的问题？其实，还真不是，皮肤蚁行感是比较常见的一个更年期症状。

除了上述症状，还有其他一些更年期常见的症状。比如，更年期出现干眼症，更年期出现严重过敏，甚至到吃什么都过敏的程度。

在更年期的不同阶段，症状往往也有差异。

在早期阶段，常出现血管舒缩症状，翻译成通俗易懂的话，就是潮热出汗，还可能出现睡眠和情绪问题，这些症状的持续时间可能会很长。同时，还会出现月经的变化，这是更年期过程中一定会出现的变化。

到了更年期更晚的阶段，就会出现阴道萎缩、性交困难、皮肤萎缩的问题，还有一些老年退化性的疾病，比如，心血管疾病、骨质疏松症。这些退化性疾病在更年期萌芽，会导致一些很严重的后果。

▌哪些因素会影响更年期症状？▌

遗传方面的因素会存在一定的影响，如果母亲在更年期时症状严重，女儿的症状可能也会相对重一些。

生活方式也有一定影响。工作压力大、精神紧张的人，更年期症状会相对比较严重；心态好、工作轻松、爱运动的人，更年期症状会相对轻一些。

受教育程度也有一定的影响。高知女性的更年期症状可能会更重一些，尤其有些职业要求比较高，需要女性在工作中特别认真、负责，不出差错，比如，教师、医生、会计，这些职业的女性，更年期症状会相对重一些。

经济条件也会有所影响。经济条件较差的女性，更年期症状相对明显。

▌ 及时管理更年期，预防老年疾病 ▌

更年期的症状太多了，压得我们女性喘不过气来，不仅自己难受，还会影响家人和周围的同事，更严重的是还会导致骨质疏松、心血管疾病、脑血管疾病等老年退化性问题。

更年期为什么与老年退化性问题有关呢？因为这些疾病大多在更年期阶段萌芽。如果抓住更年期这样一个关键阶段进行健康管理，这些疾病可以避免或者推迟发生。

大家可以记住这样一句话：更年不是病，更年要防病。更年期是人生必经的一个阶段。但更年期的确是"多事之秋"，它是很多疾病萌芽的阶段，所以我们尤其要注意防病。

这是我身为妇科内分泌医生，最重要的一个体会。

▌ 特殊的老年退化性疾病：骨质疏松症 ▌

骨质疏松症的定义是：以骨量减少、骨组织微结构破坏、骨骼脆性增加和易发生骨折为特点的全身性疾病。

这个定义比较学术化，大家可能不太容易一下子就明白。但大家看一下图24就很容易理解了。左侧图片是正常的骨骼，右侧图片是患有骨质疏松症的骨骼。

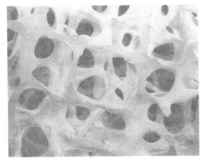
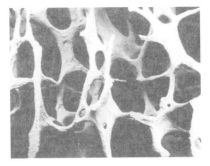

正常骨骼 患骨质疏松症的骨骼

图 24　正常骨骼和患有骨质疏松症的骨骼对比

我们可以看到，右侧图片中骨骼被破坏，骨量明显减少，骨小梁变得纤细，并且中间有很多断裂，整个骨结构就像豆腐渣工程。简单来说，骨质疏松症，可以理解为骨头松了，不足以承担起庞大的身躯。

如何判断骨质疏松症呢？需要用到"骨强度"这个概念。这个概念包括两个核心内容：一个是骨密度；另一个是骨质量。

对骨密度的检测相对容易，在临床上骨质量通常是不太能够准确测定的。所以，我们主要通过骨密度来评估骨骼的健康状态。骨密度可以反映骨健康情况的 70%。

随着人们越来越长寿，骨质疏松症越来越受到重视。骨质疏松症是一种非常特殊的疾病，其特殊性体现在，前期没有明显的症状，不太容易被感受到，很可能出现了严重后果以后才被发现，因此骨质疏松症又被称为"无声的杀手"。骨质疏松症最严重的后果是骨折，一旦骨折，生命健康会受到非常大的影响，尤其对于老年人来说，骨折的危害更大，很多老人在骨折之后很难恢复。

骨质疏松症引起的骨折可以涉及多个部位（图 25）。后果最严重的是髋部骨折，这又被称为"人生中的最后一次骨折"。一旦发生髋部骨折，绝大多数人的生活质量将不如从前，20% 的人会在一年内死亡。近期甚至有研究显示，高龄老人发生髋部骨折后一年内死亡的概率高达 50%。如果发生了严重的骨质疏松症，尤其是遭受了髋部骨折，不仅会失去生活自理的能力，还会给家庭造成很大的负担。

骨质疏松症引起的最常见的骨折是椎体骨折。如何判断一个人发生了椎体骨折呢？明显的特征是变矮或驼背。老年人变矮，很可能就是椎体压缩性骨折引起的。驼背可能是椎体楔形骨折导致的。椎体本来是平的，一旦发生楔形骨折，人就驼背了。

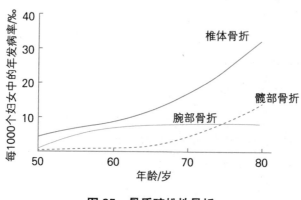

图 25　骨质疏松性骨折

｜ 如何预防骨质疏松症？ ｜

既然骨质疏松症的后果如此严重，那么该如何预防呢？

先了解哪些因素会导致骨质疏松症，然后我们才能有的放矢地进行预防。导致骨质疏松症的因素可以分为固有因素和非固有因素。

固有因素

所谓"固有因素"，就是无法改变的因素。

第一个固有因素是人种。身为黄种人，骨质疏松的风险介于白种人与黑种人之间，属于中度危险。

第二个固有因素是年龄。长寿是我们追求的目标，但是随着年龄增长，在老年阶段，骨量会丢失。

第三个固有因素是绝经。女性绝经后雌激素水平下降，也是造成骨质疏松症不可避免的因素。

为什么说女性绝经是骨质疏松的固有因素？我们看一下图26。

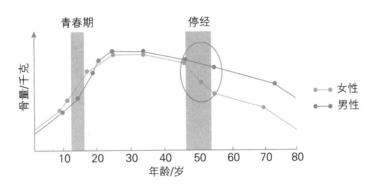

图26　骨量随年龄变化

图26中深粉色的线代表男性，浅粉色的线代表女性。

可以看到，在绝经之前，男性和女性的骨密度相差不大。而在绝经前后，女性的骨量忽然大量地流失，造成女性骨质疏松症的比例明显高于男性。

通过图26，能够很明显地看到，绝经是导致女性患上骨质疏松症的固有危险因素。

第四个固有因素是母系家族史。

前文讲到更年期症状时，提过母系家族遗传的影响。骨质疏松症也受遗传因素影响。遗传因素是不可更改的，如果母亲在年老之后有严重的骨质疏松，那么女儿年老后患骨质疏松症的概率也会增大。

非固有因素

非固有因素，也就是我们能改变的因素。

首先是体重。体重过轻，会增加患骨质疏松症的风险。

其次是性腺功能。年轻时性腺功能低下的人，更年期更容易出现骨质疏松症。

最后是生活习惯。吸烟、过度饮酒、喝过多的咖啡，或者不晒太阳、不运动的人，更易患上骨质疏松症。

非固有因素还有营养失衡，包括蛋白质摄入不足、高钠饮食，钙和维生素 D 缺乏等。

当然还有一些影响骨代谢的疾病，或者使用影响骨代谢的药物，比如，免疫病患者长期使用糖皮质激素，就更易出现骨质疏松症。

┃ 如何自测是否患骨质疏松症？ ┃

既然骨质疏松症有这么多危险因素，那么，如何判断自己是不是有骨质疏松症呢？最直接的方法当然是去医院检查，但不是所有的朋友都有机会去医院检查的。

我们可以先用一个简单的公式进行初步判断（表22）。

这个公式是亚洲人自测骨质疏松症风险的公式，简称 OSTA 指数：

[体重（kg）－年龄（周岁）]×0.2

用体重减去年龄，然后乘以 0.2，得出一个数字。得出的数字如果在 −1 以上，就是低风险；如果在 −1 ～ −4 是中风险；如果在 −4 以下，则是高风险。比如，一名 55 岁女性体重 60 千克（kg），那么她的 OSTA 指数＝（60-55）×0.2=1，这位女性的骨质疏松症风险就是低风险。如果一名 60 岁女性，体重 50 千克，她的 OSTA 指数＝（50-60）×0.2=-2，那么她就属于骨质疏松症的中风险人群。

表 22　OSTA 指数：预估骨质疏松症风险

计算方法	（体重 – 年龄）× 0.2
结果评定	低风险：>-1 中风险：-1 ~ -4 高风险：<-4

通过计算，如果发现结果是中高风险，建议尽早去医院，做骨密度测定。

测骨密度的方法有很多种，目前公认的标准是双能 X 线法。只有通过双能 X 线测定的数值，才作为诊断和随访的依据。

双能 X 线测出的检查报告中，有很多数据对于非医学专业的朋友来说很难读懂。最简单的办法是根据 T 值进行判断，如表 23 所示，如果 T 值在 –1.0 以上，说明骨量正常；如果 T 值小于 –2.5，说明骨质疏松；如果 T 值在 1.0 和 –2.5 之间，说明骨量减少。

表 23　骨质疏松症诊断的标准

骨量正常	$T \geqslant -1.0$
骨量减少	$-2.5 < T < -1.0$
骨质疏松症	$T \leqslant -2.5$
严重骨质疏松症	$T \leqslant -2.5$ 并伴骨折

有一个值得重视的概念——严重骨质疏松症。什么是严重？并不是指骨密度更低，而是指骨质疏松症伴有骨折。

骨质疏松性的骨折有其特征，称为非应力性骨折。什么意思呢？是指患有骨质疏松症的人，可能小磕小碰就会导致骨折，甚至咳嗽、打喷嚏都会导致肋骨骨折，这就是典型的骨质疏松性骨折。

如何预防骨质疏松症？

要预防骨质疏松症，很重要的是平衡饮食，补充钙和维生素 D，还要晒太阳并适量运动。此外，要注意防止跌倒。

对于患有骨质疏松症的人来说，仅依靠生活方式的简单改变已经不够了，还需要专门的药物治疗。抗骨质疏松症的药物治疗，按机制分为：骨吸收抑制剂、骨形成促进剂，还有一些其他药物以及中药。可用的药物如表 24 所示。

表 24　抗骨质疏松症药物种类

骨吸收抑制剂	骨形成促进剂	其他机制药物	中药
双膦酸盐 降钙素 雌激素 选择性雌激素受体调节剂（SERMs） RANKL 抑制剂	甲状旁腺激素类似物	活性维生素 D 及其类似物 维生素 K_2 锶盐	骨碎补总黄酮制剂 淫羊藿苷类制剂 人工虎骨粉制剂

心脑血管疾病

除了骨质疏松症，心脑血管疾病也是很重要的老年退化性疾病。

首先要认识到，绝经是引发心血管疾病的独立因素。一项著名的研究发现，在相同年龄段的女性中，已经绝经者的心血管疾病发病率明显高于没有绝经者（图27）。

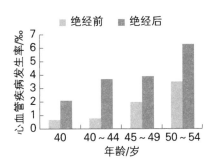

图27　绝经是心血管病的独立危险因素

所以说，绝经本身就是导致心血管疾病的危险因素。

为什么我们要重视心血管疾病？根据《中国卫生统计年鉴（2020）》里的数据（图28）。部分中国大城市女性的死亡原因经调查分析发现，在老年女性的死亡原因中，心脏病、恶性肿瘤和脑血管疾病致死的占比是最高的，这说明心脑血管疾病是影响中国大城市女性寿命最重要的因素。而令广大女性担忧的乳腺癌、宫颈癌等，实际上对女性寿命的影响低于心血管疾病。

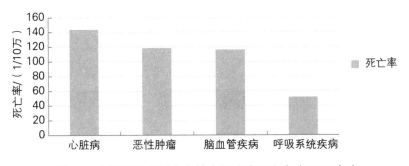

图28　中国部分大城市女性主要疾病死亡率（2019年）

因此，需强调重视女性心血管疾病。

更年期如何预防心血管疾病呢？

第一，要调整生活方式。健康的生活方式对心血管是有益的。

第二，一定要定期体检，千万别大意。女性的心血管疾病往往比较隐蔽，可能没有明显的症状，只有在检查时才会发现异常，所以定期检查对女性朋友们来说就显得尤为重要。

小测试

根据 OSTA 指数，$\{[$体重（kg）－年龄（周岁）$] \times 0.2\}$ 来判断自己患骨质疏松症的风险。

大家可以对照本书第 223 页表 22 判断自己患骨质疏松症的风险。如果判断结果自己属于中风险或者高风险，建议尽快到医院就诊。

女性呵护笔记

1. 希望大家能记住这句话：更年期不是病，更年期要防病。

2. 更年期的月经问题会对健康造成明显影响，一些老年退化性疾病会在更年期开始出现。

如何解决月经问题延缓衰老？

女性 40 岁之后，月经相关的问题会越来越多。我在临床上发现，女性朋友们对更年期的月经相关知识存在很多误区。

有些人认为反正进入更年期了，月经总是要紊乱的，忍一忍就好了。这种把"乱"当作自然规律的认知是错误的。也有些人认为月经量开始变少，就意味着可能马上就要绝经了，为此担心得不得了。

在了解月经异常之前，我们先回顾一下什么是正常的月经。正常月经要注意以下几个要素：

一是月经周期的长度。月经周期在 24 ～ 38 天，是正常的。如果月经周期短于 24 天，叫作月经频发；如果月经周期长于 38 天，就叫作月经稀发。

二是月经周期的规律性。周期规律意味着可以准确地预测下次月经的到来。两次月经的周期长度差得不能太大，这个差值应该在 7 天以内。

三是经期的长度。出血的天数要在一定范围内，一般是 3 ～ 7 天。短于 2 天是经期过短，超过 8 天是经期过长。

四是经期的出血量，不能过多也不能过少。正常的月经量是在 5 ～ 80 毫升。不足 5 毫升，说明月经过少；超过 80 毫升，说明月经过多，容易引起贫血。现在更主张用主观方法来判断月经量的多少，毕竟我们很难准确测量月经量。

在更年期必然经历月经从有到无的过程。但月经具体如何从有变成无，个体差异特别大。

假设一位女性在年轻的时候月经规律，进入更年期后月经开始发生变化，直至绝经。这种变化可以分为三种模式：

第一种：先规律，然后不规律，再到绝经。

第二种：开始的时候，月经正常；之后，月经开始不正常；过一段时间，又变得正常，然后再不正常。如此反复，最后到绝经。

第三种：从月经规律到毫无征兆地突然绝经。实际在临床上，这种情况极为少见，仅占总人数的 1% ～ 2%。

70% ～ 80% 的女性属于第一种模式，其余的人多数属于第二种模式，循环往复，过程比较长。

以上是更年期月经从规律到不规律的大分类。至于具体的变化模式，大部分女性会表现为月经周期先逐渐缩短，比如从原来的 28 天逐渐缩短到 25 天、24 天，然后再逐渐拉长，慢慢地出现月经稀发，直至绝经。这是很常见的模式。

另外一些人是原来规律的月经周期逐渐拉长，渐渐到绝经。

还有一些更麻烦的情况是月经周期忽长忽短，毫无规律可言。

更年期女性为什么会有这么多月经问题？

第一是因为卵巢功能下降了，出现排卵障碍。

第二是因为卵巢长期无排卵，引发子宫内膜病变，比如，子宫内膜不典型增生，严重的可能是子宫内膜癌。

第三是由子宫本身的一些疾病导致的。子宫肌瘤、子宫腺肌症和子宫内膜息肉等在更年期的发生率越来越高了，这些都会引起月经异常。

如何判断更年期的月经异常？

可以从月经的不同维度来判断。周期异常、经量异常、经期异常、月经间期出血、经前经后的出血，以上哪一种模式的异常能够更明确地提示女性进入更年期了呢？

诸多异常中，最明确地能提示女性进入了更年期的是月经周期异常。经量异常也可能是潜在的提示，但它并不是最直接的标志。

有研究者对大量女性进行多年随访，得出了女性一生当中月经的变化模式。结果发现，大部分女性在 20 岁到 40 岁，月经是非常规律的。但是，在刚来月经的阶段和月经即将结束的阶段，月经周期的变化非常大。

因此，可以用月经周期长度的变化作为进入更年期的明确标志。月经周期长度变化超过 7 天可以算作月经周期改变，比如，上一个月经周期长度是 28 天，这一个月经周期长度是 20 天，那么月经周期的变化是 8 天，符合变化超过 7 天的要求。

出现了一次月经周期变化，还不能确定进入了更年期，毕竟生活中的一些偶发事件也可能造成月经的偶尔不准。10 个月经周期中出现两次或两次以上的月经周期变化，才算进入更年期了。

女性在出现月经异常之后，该如何应对呢？需要区分不同的情况来解决。

第一种情况：40 岁以上的女性，月经很久不来，来了之后又不停，怎么办？

首先要明确的是，这里所说的很久是指几个月，不超过 1 年。因为一旦停经超过 1 年，就要诊断是否绝经了；停经 1 年以上再出血，属于绝经后出血。这里讨论的是停经数月后的再次出血，出现这样的情况，在 40 岁以上的女性中，最可能的原因是卵巢功能衰退。

正常的月经是在雌、孕激素有序作用下的子宫内膜完整地剥脱。卵巢功能衰退的早期，无法正常排卵，因此卵巢不能分泌孕激素；但是生长中的小卵泡还会分泌一定量的雌激素，这种情况下，子宫内膜会在雌激素刺激下不断生长，到一定厚度时，内膜下的血管不足以支撑内膜，内膜会发生部分性地剥脱，从而引起出血，这就是无排卵性月经。这类月经一般会淋漓不尽，经期很长。

如果总体病史不长，子宫内膜病变可能性不大，那么首选内分泌治疗。

如果病史长于半年，需要考虑子宫内膜病变的可能性，那么这时应进行诊断性刮宫（简称诊刮）。诊刮的好处是既可以迅速止血，又可以进行明确诊断。但诊刮毕竟是一种有创伤性的方法，因此不宜作为止血措施反复使用。在一次诊刮后，需要接上后续的内分泌治疗；如果没有后续的内分泌治疗，很可能再次发生月经异常。临床上经常见到一些更年期女性反复异常出血，反复诊刮，对其生理和心理都造成了很大影响。诊刮是盲操作，存在漏刮的可能性，现在更建议进行宫腔镜下诊刮。

如果出血量不多，没有明显贫血，病史也不长，那么这时的治疗方法首选孕激素治疗。对于孕激素治疗，最重要的是要知道，在一个疗程的孕激素治疗后，患者会发生撤退性出血，经历更年期出血的女性对此要有预期，这样才不会恐慌。符合预期的撤退性出血是在一个疗程的孕激素治疗后，出现一次类似平时月经的出血，过一周左右能够结束。如果在规范的孕激素治疗后出血仍然不能按时结束，那么需要考虑是否已经存在子宫内膜的器质性病变，必要时需要诊刮。

如果出血量多，已经引起明显贫血，则需要尽快止血。诊刮是快速止血的一种有效方法，内分泌治疗也可以快速止血，一些止血药如氨甲环酸也可以对症止血；与此同时，应进行铁剂补充等支持性治疗，必要时还需输血治疗。

第二种情况：40岁以上的女性，月经量变少，怎么办？

这需要分析月经量减少的原因。

原因一：刚刚做完一次人流或刮宫，子宫内膜遭到损伤。这种原因引起的月经量变少，与卵巢功能没有关系，因此不是绝经的预兆。

原因二：发生了一些特殊的感染。比如，结核，子宫内膜感染结核，易表现为月经量过少，甚至闭经。这种情况也与绝经无关。

原因三：卵巢功能下降所致。月经量变少，在某种程度上可以反映出卵巢功能的衰退，但它并不是卵巢功能衰退的客观标志和明确标志。

当然，还有其他的一些原因，此处不再一一展开。总而言之，如果月经量变少，不妨去看看医生。40 岁后月经量变少，若无器质性病变，也无生育需求，无须干预。没有必要非得把月经量调整到和 20 岁时一样多。

▎绝经后出血要引起重视 ▎

从月经开始出现异常到彻底绝经的时长存在个体差异，有很多人会持续 5 年以上。

有一种情况是需要特别注意的。如果 40 岁或 50 岁以上的女性停经一年以上，已经诊断为绝经，后来却又开始阴道出血，这种情况叫作绝经后出血，必须引起重视。

绝经后出血最常见的原因是老年性阴道炎，但有一定的可能是由子宫内膜不典型增生甚至子宫内膜癌引起的。卵巢癌、宫颈癌等也有可能表现为绝经后出血。因此可以认为，子宫内膜癌等恶性疾病是绝经后出血最值得重视的原因。出现绝经后又开始出血的情况时，必须首先排除子宫内膜癌等恶性疾病。

血崩如何治疗?

有的女性在经期突然大量出血,用老百姓的话来讲,就是"血崩"。

血崩可能是由于子宫内膜异常,或者子宫体的异常如子宫肌瘤、子宫腺肌症,又或者卵巢功能下降、很长时间没有孕激素作用引起的无排卵出血。一些全身性疾病,比如,血液病、甲状腺功能减退,也可能引起大量出血。

大量出血会引起贫血,短时间内快速出血甚至可能引起休克,对身体健康有直接危害。引起大量出血的原因,如子宫内膜癌、血液病、甲状腺疾病等,也可能损害身体健康。

如果出现血崩,最重要的是找准病因,根据病因进行处理,千万不要盲目止血。

如果是子宫肌瘤、子宫腺肌症这类器质性疾病引起的,可能需要手术解决出血问题。但如果是卵巢功能下降引起的,则应该首先选用调节内分泌的方法去调节月经,比如,服用适量的孕激素。必要的时候还需要诊刮,毕竟诊刮可以起到迅速止血的目的,同时还能借此排除内膜病变。如果是全身性疾病引起的,则需要针对原发性疾病进行治疗。

女性呵护笔记

1. 更年期的月经变化,个体差异极大。

2. 更年期的月经紊乱可能会严重影响女性身体健康,因此,对于更年期的月经问题需要长期管理,不能掉以轻心,不能"忍忍就过去了"。

潮热出汗怎么办？

┃ 什么是潮热出汗？ ┃

经历过潮热出汗的女性会特别有感触，因为这种症状令人太难受了，而且很尴尬。

什么叫潮热出汗？无诱因、突然发生从前胸往颜面部涌现的热，常常伴有面部变红，继而出汗。潮热出汗不是所处环境温度高引起的，通常是所处环境里的其他人都不觉得热，就患者自己觉得热。甚至有一些更年期女性会因此和同在一间办公室的同事闹矛盾，别人都觉得温度刚好，而她非要吹风扇、开空调。

潮热出汗不仅可能发生在白天，还可能发生在夜间。

在 20 多年的门诊工作中，我接触过太多更年期女性，她们的潮热出汗症状给我留下了深刻印象。

有一个患者是这么描述的："一到晚上，我难受极了，需要准备两床被子，一床厚的，一床薄的，还要再准备一条大毛巾。我随时可能出汗，一出汗，就得用毛巾赶紧擦，到了早上，毛巾都能拧出水来。"

如果没有亲身经历过，或许会认为她的描述太夸张了，但是站在一个医生的角度，我知道她讲述的是真的，她真的很难受。

潮热出汗还会引起更麻烦的后果。大家可以想象一下，有一位女老师正在台上讲课，因为突然发生潮热而面红耳赤，她不得已，只能中止讲述；又或者一位女领导在给员工开会，潮热突然发生，以致汗流浃背，会议也无法进行下去。这种现象会困扰很多类似职业和身份的女性。

有的人可能会疑惑：我们平时也会出汗，却很少被它困扰，更年期的潮热出汗有何不同呢？

就如大家所知道的那样，天气热了，我们就会出汗。或者一些疾病，比如，糖尿病、甲状腺功能亢进，也容易引起出汗。但与之相比，更年期的潮热出汗有其特殊性。为什么更年期女性的出汗被称为潮热出汗呢？因为她们的热常常如同潮水一般，突然就涌上来，且没有明显的诱因。这种症状通常从前胸开始，突然潮红，瞬间往上涌，直到面红耳赤，接下来，往往就是大量出汗。

有些人可能只有潮热，出汗不太明显；也有些人潮热的感觉不那么严重，却常常大汗淋漓。

更年期的潮热和出汗，一天中发生多少次，每次持续多久，个体差异较大。有些人一次发作，只要几秒钟就过去了，问题不太大；有些人一次潮热出汗持续十几分钟；更有甚者，每次潮热出汗的时间在 30 分钟以上，着实恼人。

有些人几天出现一次潮热出汗，或一天出现 1 ~ 3 次潮热出汗，也有些人基本上每小时都会出现潮热出汗的症状，苦不堪言。

潮热出汗结束后，患者常常会有一个感觉——冷。一会儿热得令人烦躁，一会儿又发冷，这容易引起更年期的另外一个常见症状——情绪异常。如果潮热出汗发生在夜间，则容易引起睡眠障碍。

潮热出汗的原因：体温调节中枢变窄

更年期为什么会潮热出汗？直接原因是下丘脑的体温调节中枢变窄了。人体内的雌激素水平剧烈波动或快速下降，引起神经递质波动、体温调节紊乱，进而导致潮热出汗。雌激素水平剧烈波动或快速下降还可能引起情绪的调节紊乱，引发一系列的情绪问题乃至失眠。

简单来说，更年期女性体温调节中枢变窄的根本原因，是卵巢功能下降、雌激素水平剧烈波动或者下降引起的，其本质是生殖系统的衰老。

人是恒温动物，这是因为我们的下丘脑有体温调节中枢，在一定范围内，不管环境温度怎么变化，核心体温都能保持稳定。一旦超过体温调节中枢的上限，人就会出汗；而如果低于体温调节中枢的下限，人就会感到冷，如图29所示。

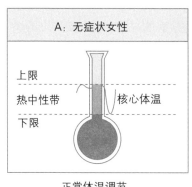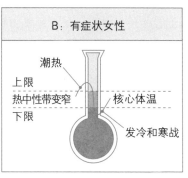

图29　血管舒缩症状发生机制模式

女性到了更年期以后，受雌激素水平下降的影响，体温调节中枢的调节范围就变窄了，对环境的适应性会变得非常弱，一点点热或者冷都受不了。一旦温度超过体温调节中枢的上限，就会表现为潮热出汗；温度稍微低于体温调节中枢的下限，又会发冷（图30）。

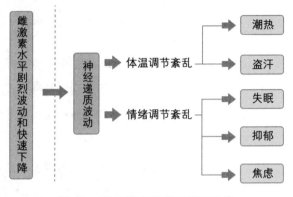

图30　潮热等症状病理机制示意

▎潮热出汗如何治疗？▎

近年来，潮热出汗越来越受到重视，因为研究发现潮热出汗不仅影响更年期女性生活质量，还会增加患其他疾病的风险。针对更年期的调查越来越多，调查发现相比那些更年期阶段没有潮热出汗的女性，潮热出汗症状较多的女性患某些疾病的风险会更高，比如，心血管疾病、骨质疏松症、认知功能障碍等。每个人都希望自己步入晚年时是健康的，是耳聪目明、行动自主的，自己能走、能动、能吃、能喝，行动上不依赖他人，拥有自尊，一直到生命的尽头。而上述疾病可能会限制患者的自由，对其晚年生活的质量造成极大影响，所以，从这个角度来说，我们需要重视潮热出汗。

管理生活方式，缓解潮热出汗症状

要缓解潮热出汗，首先要知道哪些因素可能会加重潮热出汗。抽烟、喝酒、喝咖啡、吃辛辣的食物，可能加重潮热出汗症状。

过度劳累或精神紧张，也可能引发潮热出汗。

身材比较胖的女性朋友，相对来说更容易潮热出汗。所以女性在更年期阶段需要管理体重。

不运动的女性也容易潮热出汗，运动可以很好地调节身体，可以增强体质，可以让情绪变好，还可以缓解潮热出汗，并有助于保持体重稳定。总之，运动益处良多。

接下来要给大家分享一些缓解潮热出汗的小窍门。

第一，对自己的服饰进行管理。比如，如果平时喜欢穿套头衫或连衣裙的女性，在更年期阶段，最好换上宽松、容易穿脱的衣服，可以穿对襟的衣服，最好是几件衣服叠穿，这样，便于根据外界环境的冷热，随时穿脱。衣服的质地建议选择纯棉、吸汗的材质。

第二，自备一把小扇子。

第三，将自己所处环境的温度调节得略微低一点。比如，把空调温度调得低一点。如果是在公共场合，比如，办公室，在调低温度之前要和其他同事打声招呼，可以问问是否需要为对方准备一件披肩，这样会更容易得到同事的理解，避免可能出现的矛盾。

第四，保持合适的体重和适度的运动。不必担心运动会导致出汗更多，恰恰相反，适度运动会缓解潮热出汗症状。

第五，如果已经有潮热出汗的症状，就尽量不喝酒，少喝咖啡，少吃辛辣的食物，多吃一些温和的食物。为了解馋，偶尔吃一次带有辛辣的食物也没关系，这时候可以备一点维生素 E 作为补充剂，以缓解潮热出汗。

第六，潮热出汗前深呼吸。这是一个特别实用的小窍门，可以帮助大家在潮热出汗到来之前，做好准备。虽然潮热出汗没有明显的诱因，但在快要发生的时候，是有一些先兆的。如果觉得自己快要潮热出汗了，可以缓缓地深呼吸，尽量让全身放松下来，这样可以很明显地缓解潮热出汗。不要小看这个方法，研究发现，深呼吸到位的话，能缓解一半潮热出汗的症状。

对于夜间出汗，因为环境比较私密，相对更好解决，可以把房间温度调节得低一些。对于出汗特别严重的女性，可以准备厚、薄两床被子，交替着盖。

总之，关于潮热出汗，大家要以平常心去面对。虽然潮热出汗在某种程度上是卵巢功能衰退的表现，但是不必过于焦虑，越焦虑潮热出汗可能会越严重。

先放松心情，再使用上述这些小窍门，潮热出汗应该会有所缓解。如果依靠自己调节不能缓解，那就需要在医生的指导下使用药物治疗。

女性呵护笔记

1. 潮热出汗是更年期特征性的症状。

2. 必须重视潮热出汗，因为它可能预示着某些疾病发生的风险增加。

3. 吸烟，喝酒，喝咖啡，或者吃辛辣的食物，会加重潮热出汗。

4. 缓慢深呼吸可以部分缓解潮热出汗的症状。

胸闷气短浑身疼，怎么办？

如何缓解更年期的胸闷气短？

有些女性到了更年期，会感觉头晕、头疼，心慌胸闷，肌肉酸痛，浑身无力。有女性朋友这样描述："我感觉自己浑身上下都不舒服，但我也不太能说得出来到底是哪儿不舒服。"

要应对更年期的各种不适，可以先从了解更年期的心慌、胸闷、气短开始。

为什么会有这些问题呢？根本原因还是雌激素水平的降低。当然，也有可能与其他因素有关，比如，活动强度过大、情绪紧张、长期处于压力环境之中，还有一些更年期女性从来不运动，体质特别差，烟酒过度，生活不规律，这种情况下也比较容易出现心慌、胸闷和气短。

如何防治更年期的胸闷气短？

第一，保持良好的心情。

第二，保持规律的作息和良好的生活习惯。

第三，均衡饮食。戒烟、戒酒，在身体条件允许的前提下，每周进行150分钟以上中等强度的运动。

在这里需要强调的是，如果反复出现胸闷气短的情况，需要先去心内科排除心脏的器质性疾病，去呼吸科排除外呼吸道的原因。只有这样，才能把它们当作与更年期相关的胸闷气短来诊治。

骨关节肌肉疼痛怎么办？

骨关节肌肉疼痛是更年期常见但又经常被大家忽略的一个问题。

有人曾经在北京的一个社区做过调查，发现在所有更年期症状当中，最常见的就是骨关节肌肉的疼痛。

更年期的骨关节肌肉疼痛，跟其他年龄段的骨关节肌肉疼痛，或者说跟真正的骨骼器质性疾病造成的疼痛，有很大的不同。骨骼器质性病变引起的疼痛，疼痛的位置是固定的，更年期的骨关节肌肉疼痛有其特殊性——疼痛的位置不固定，往往表现为今天疼的位置和昨天疼的位置不一样，而且可能受到天气、情绪等诸多因素的影响。

更年期为什么会出现骨关节肌肉疼痛呢？可能是骨骼本身的原因，随着年龄增长，骨量减少，引起了骨质疏松症；也可能是肌肉的原因，即肌肉减少症引起的；还有可能是骨性关节炎引起的。

如何解决更年期的骨关节肌肉疼痛问题呢？

第一个要点，是保证摄入足够的蛋白质。很多更年期女性特别怕长胖，吃得很少。事实上，更年期后基础代谢率下降，适当少吃、减少总热量摄入是合理的，碳水化合物可以适当少吃，但是鱼、瘦肉、豆制品等蛋白质含量丰富的食物是不能少吃的。

第二个要点，是要补充钙和维生素 D。钙和维生素 D 对于整个骨骼系统、运动系统的健康而言十分关键。补钙首选食物补充，要多吃富含钙的食物，比如，牛奶。

第三个要点，是运动。更年期的骨关节肌肉疼痛往往会在活动后减轻，所以大家要适度地运动。但如果已经到了骨性关节炎这种严重的疾病状态，一定不要忘记去找骨科专科医生诊治。

┃ 更年期如何补钙？ ┃

钙和维生素 D 是骨健康的基石。所有的抗骨质疏松症治疗，都离不开对这两者的补充。

更年期该如何补钙？食补很重要，要多吃富含钙质的食物。牛奶、奶制品、蛋、鱼、贝类，这些都是含钙量丰富的食物。大豆以及大豆的制品，柑橘类水果也是钙质比较丰富的食物。

当然，只靠食物补钙，是远远不够的。根据《中国居民的膳食营养素参考（2013 年版）》推荐的钙摄入量标准，50 岁的女性每天要摄入 1000 毫克的钙，但从常规的饮食结构来看，通常我们每天通过食物摄取的钙只有 300 ～ 400 毫克。

食补不能满足怎么办？就需要补充钙片。推荐大家每天通过钙片补充 600 毫克左右的钙元素。

钙片的种类非常多，如何选择呢？

市面上的钙片，一般是以下两种：

一是碳酸钙。从钙元素的含量来说，碳酸钙是含量最高的，而且它属于人工合成的钙，重金属的含量较低。碳酸钙需要经过胃酸作用使钙离子游离才能吸收，因此建议餐后服用。

二是枸橼酸钙。这种钙片有它的适应证，对于胃酸缺乏或近期发现患肾结石的人，更推荐服用枸橼酸钙。

无论补充哪种钙片，都要注意每天通过钙片摄入的钙元素含量要在600～800毫克。如果可能，最好分次服用，这样会比一次性服用的吸收效果更好。

有些女性感觉骨关节肌肉疼痛时才想起要补钙，不疼时就忘记了。这是错误的。一定要长期坚持补钙，才能看到效果。

▌ 补充维生素 D，促进钙吸收 ▌

补钙，吸收是关键。要促进钙的吸收，则需要维生素 D。人们对于补钙，普遍还是比较重视的，但是对维生素 D 的补充往往会忽视。

对于整个骨关节系统来说，维生素 D 是非常重要的，因为它能够促进钙的吸收，促进骨骼矿化，能让骨骼质量变好，还能够改善肌力、减少跌倒。

维生素 D 除了对骨骼和肌肉有益，还具有其他作用。长期慢性维生素 D 缺乏可能会导致诸多不良后果，包括高血压、多发性硬化、结肠癌、前列腺癌、乳腺癌和卵巢癌等风险增加。

如何判断自己是否需要补充维生素 D 呢？可以通过抽血测定体内维生素 D 的水平来进行判断。在检查时，一般是测定 25- 羟维生素 D 的含量，因为它在体内相对比较稳定。

大家拿到化验单以后，一定要分辨清楚。如果单子上 25- 羟维生素 D 的单位是 ng/ml，就要记住 20 和 30 这两个数字：大于 30 是正常，小于 20 是缺乏，20 到 30 是不足。

我国人群中普遍存在维生素 D 缺乏，但是我们常吃的天然食物中无法提供足够的维生素 D，即使是健康均衡的饮食也不能提供足够的维生素 D。合理的阳光照射是自然界最安全、最便宜的获取维生素 D 的方法。而城市化造成了日晒明显不足。

因此，非常有必要推荐大家补充含有维生素 D 的制剂。

如何补充维生素 D？

市场上的维生素 D 产品有很多种，有普通维生素 D，也有活性维生素 D，该选哪一种呢？

选择之前需要先了解维生素 D 在人体内的代谢过程：皮肤中的 7- 脱氢胆固醇经过紫外线的作用，能够转化为维生素 D。这种维生素 D，被称为普通维生素 D，不能直接对骨骼起作用。要在肝脏添加一个羟基，变成 25（OH）维生素 D，然后在肾脏再添加一个羟基，变成 1,25-（OH）$_2$ 维生素 D，才能得到活性维生素 D。活性维生素 D 才是真正能够对骨骼和肌肉起作用的成分。

那么，到底应该补充普通维生素 D，还是活性维生素 D 呢？一般来说，相对年轻的人补充普通维生素 D，老年人补充活性维生素 D。

普通维生素 D 需要在人体内经过肝脏和肾脏进一步代谢，才能变成活性维生素 D。所以，肝肾功能正常的人，才能补充普通维生素 D。更年期女性多在 50 岁上下，这时她们的肝肾功能还正常，所以，补充普通维生素 D 即可。

此外，对于年轻人而言，普通维生素 D 除了能转化为活性维生素 D，转化过程中的中间代谢产物还有其他作用。近年来，越来越多的研究发现，维生素 D 对我们全身各个系统都有好处，对提高免疫力、预防肿瘤、抗感染、预防心血管疾病等，都有正面作用。

但如果到了 70 岁或年龄更大的时候，肾功能下降了，将普通维生素 D 转化为活性维生素 D 的能力也会减弱。所以对于老年人来说，应该补充活性维生素 D，但在这个过程中要注意监测钙的水平。

如何通过晒太阳补充维生素 D？

皮肤中的胆固醇经过紫外线照射以后，可以转化为维生素 D。所以，晒太阳是一种很好的补充维生素 D 的方式。

那么，应该如何晒太阳才能达到效果呢？

注意时长和频率

首先是注意晒太阳的时间。最合适的时间是上午十点到下午三点之间，在这个时间段，日照充足，能帮助胆固醇更高效地转化。

其次是时长。一般来说，15～30 分钟就够了。夏天和冬天，根据日照强度不同，可以适当调整。

最后要注意晒太阳的频率，建议每周至少两次。

晒太阳的方式

我们晒太阳的时候，一定要尽量把四肢露出来。如果裹得严严实实的，穿防晒服或者打伞，就没用了。如果抹上防晒霜，哪怕只是 SPF15 的防晒霜，维生素 D 的转化效率也只剩下 1%。

很多女性不敢晒，怕晒多了皮肤长斑、老化、变黑，这也是可以理解的。避免晒黑和补充维生素 D，其实是很难两全的。

我个人建议，对尤其不想晒黑的部位做好防护，相对来说不那么在意晒黑与否的部位可以露出来。比如，夏天可以穿上短袖短裤，把胳膊和腿露出来晒一晒。

到户外去

晒太阳一定要到户外去，真正地在太阳底下晒。如果隔着玻璃晒太阳，是无效的，因为玻璃隔绝了紫外线，不能有效地将胆固醇转化为维生素 D。

感觉身上有蚂蚁爬怎么办？

更年期还有一个症状，叫蚁行感——感觉身上有一堆蚂蚁在爬。

除了有蚂蚁爬的感觉，有的人还会觉得口腔里火烧火燎的。还记得电视剧《贫嘴张大民的幸福生活》里，有一个情节是张大妈要吞冰，推测这一行为背后的逻辑，就是她正处于更年期，口腔内有烧灼感，所以要吃冰块给自己降温。

还有的人总是觉得嗓子里有异物感，特别难受，但是找医生一看，发现其实嗓子里什么东西也没有。中医称之为"梅核气"。

为什么会有这种情况？其实说到底，还是更年期雌激素水平波动或者迅速下降引起的。

更年期的症状这么多，怎么办呢？

头痛医头、脚痛医脚，似乎也是个办法，可是这样的话需要看多少个医生、吃多少种药才能解决问题呢？

所以，最好的办法是找到根本病因，对因治疗。性激素治疗，就是针对更年期问题的根本病因进行治疗，可以把这些问题一起解决掉。

女性呵护笔记

1. 更年期的不适症状这么多，怎么办？我们要学会自我调节，在生活方式上做出调整，并且要注意补充钙和维生素 D。

2. 在排除器质性疾病以后，结合女性处于更年期的事实，判断这些不适症状是否是由更年期引起的。

失眠爱生气？这些妙招让你睡好精神好

您有没有过这样的情况：晚上睡不着，早上起不来，睡觉的时候多梦，感觉睡得很浅，白天乏力，容易困。这多半是因为失眠。

在 21 世纪的医疗业，睡眠这个新兴专业特别受到大家重视。为什么呢？因为现在失眠太常见了，很多人都被失眠困扰。

有很多因素会导致失眠，比如，不良的睡眠习惯，抑郁情绪、焦虑情绪，工作压力太大，或者处于特殊的生理阶段，雌激素剧烈波动等。

人在各个阶段都有可能面临睡眠问题，而在更年期时睡眠问题尤其多。

更年期的睡眠问题有如下几个突出的特点：晚上难入睡或者夜里总是醒，即便睡着了也觉得睡得不好；因为总做梦，感觉一晚上都没休息，早上起来很疲劳，没有神清气爽之感；白天却常常犯困；有时候开着会或者坐着看电视就睡着了，躺到床上反而睡不着。

更年期的失眠问题和雌激素的变化有关。雌激素快速波动或剧烈下降是根本原因。

对很多人来说，更年期的症状并不只有一个，有可能多个症状一起出现。

和失眠相关的症状有：潮热出汗，晚上不停地出汗，一晚上折腾三五次，睡眠一定不会好；情绪问题，抑郁和焦虑，都可能影响睡眠；骨关节肌肉的疼痛问题，更年期的骨关节肌肉疼痛和其他因素引起的骨关节肌肉疼痛不同，往往在夜深人静的时候疼得厉害，所以也会影响睡眠。

失眠还和一些长期习惯有关。比如，年轻时睡眠就不好的人，更年期时睡眠问题可能会进一步加重。

什么类型的人容易失眠呢？研究得出的结论是，工作压力特别大的人，尤其是脑力劳动者最容易失眠。白天做了重体力劳动的人，一般不会失眠，晚上会倒头就睡。但脑力工作者与之不同，很有可能在睡觉之前，大脑还停留在高速思考的模式。我的临床经验是，越成功的女性，睡眠问题可能越突出。所以，有人把这种现象无奈地总结为：睡眠问题是成功女性的标志。

有些生活习惯也容易造成失眠。比如，喝咖啡、喝茶，这对一些人来说会引起神经兴奋，可能导致失眠。

▎ 如何缓解失眠？ ▎

女性朋友们想要缓解失眠的症状，可以首先从自身出发，做一些改进。

第一，要培养睡眠习惯。有的女性认为自己总失眠，就非常早地躺到床上去，然后开始玩手机，一玩就停不下来。还有的女性喜欢在床上看书。这些其实不是好的睡眠习惯。我们要意识到，床就是用来睡觉的。

不要忽视这个认知。当你躺到床上，就什么事情都不要做，任何问题都不要想，那些工作上的困难事、家里的糟心事，可以在散步的时候想，或者坐在桌边想，但是不要躺在床上想。

第二，睡眠要有仪式感。从睡觉前1小时左右，就要开始给自己暗示，告诉自己，要开始为睡觉做准备了。这个时间可以用来洗漱、放松，但是千万不要用来争分夺秒地完成一个任务。比如，有一项工作没做完，就抓紧时间想在睡前赶出来，或者抓紧时间在睡前给家里打扫卫生。等到做完这个任务，要么大脑还在高速运转，要么已经满头大汗，这些都不利于睡眠。从睡前1小时开始，我们就要进入一个轻松的状态。可以听听音乐，前提是你喜欢听音乐，或者开始洗脸、洗澡、护肤，然后换上宽松的睡衣。这些对睡眠都是有帮助的。做完这些，一躺到床上就专心睡觉。

我个人有个习惯，一过23点就关闭电脑、不看手机，否则，我的大脑会一直保持兴奋状态，很容易失眠。所以，我要给自己一个缓冲，在上床睡觉之前的半小时到1小时里，就让大脑提前进入休息状态。

第三，学会与睡眠和解。睡眠状况再好的人，偶尔也会有些失眠，没必要对此太紧张，只要不影响白天的工作就可以了。如果早上醒来时，是精力充沛的，一整天也不犯困，那就没问题。有时候因为失眠这件事紧张、焦虑，则会进一步加重失眠。

第四，学习特殊的呼吸法——四七八呼吸法。"四七八"分别代表3个秒数。"四"是指深吸气4秒；"七"是指屏住呼吸7秒，7秒其实并不短；"八"是指用力呼气8秒。一般来说，重复几次四七八呼吸法以后，一部分人就能够很快入睡了。要注意的是，体虚肺弱者，不要憋气过久。

▎营造好的睡眠环境 ▎

如果说存在一个简单的方法，能解决所有人的失眠问题，这未免过于夸大。但要说哪个方法最实用，那就是营造好的睡眠环境。

睡眠状况好的人，基本上是躺在哪里都能睡着。但有睡眠问题的人，要尽量把自己的睡眠环境打造得更温馨一些。

卧室要安静。窗户和窗帘要选隔音和遮光效果好的。一层窗帘不行，可以用两层，加一层遮光窗帘可以很好地避光。

保持一个适宜的温度。可以根据自己的体感偏好来定，不宜过高，也不宜过低。

选择让自己觉得比较舒服的床上用品。有人喜欢盖厚重一点的，有人喜欢盖轻薄一点的，怎么舒服怎么来就好。

睡前可以适当泡泡脚。或者用你能想到的方法，让自己安静下来、放松下来。

不在白天补觉

如果夜里没睡好，白天精神虽然不足了，也尽量不要在白天"睡回去"。

这样往往会造成恶性循环。

一般来说，还是应该尽量按照日常的节奏去工作，可以每工作 2～3 小时起来活动一下，帮助自己提神。工作环境要保持在一个比较通风的状态。

鼓励大家中午的时候午睡一会儿，但时间不宜过长。

有处于更年期的女性朋友说，自己在夜里睡不着，可是白天在办公室一不小心就睡过去 3 小时，特别尴尬。

这就是因为白天睡的时间太长了，更加影响夜间的睡眠。到了夜里，越睡不着就越焦虑，从而陷入恶性循环中。

午睡时间在半小时左右

午休时间，半小时左右就差不多了。

尤其要提醒大家的是，失眠的人，不要在非常规的睡眠时间睡觉，比如学习或者看电视的时候，在这种情况下睡觉，会更加损害夜间睡眠。

学习睡眠知识，避免陷入误区

我们常常看到一些流传广泛的助眠方法，到底是否正确？

睡前喝红酒，有助于睡眠吗？

有朋友告诉我，她只要睡前喝一杯红酒，马上就困了，就能舒舒服服入睡了。

喝了红酒以后，可能会帮助大家比较快地入睡。但是睡眠不只包括入睡这一个环节。

调查发现，有些人喝完红酒后，后半夜会早醒。这就更加损害睡眠了。

而且，关于喝红酒助眠，刚开始用这个方法可能有助于入睡。时间长了之后，其帮助入睡的作用会越来越弱。因此，并不鼓励大家睡前喝红酒。

睡前做运动，运动完了睡得好？

这得看在什么时候运动。运动完马上入睡是对身体健康非常不利的行为，对睡眠也没有帮助，因为这时往往会因为太兴奋而睡不着。想要通过运动辅助睡眠，可以早一点运动。

打呼噜是睡得香的表现吗？

打呼噜并不代表一个人睡得香。在医学上，打呼噜往往是患有睡眠呼吸暂停综合征的表现。

打呼噜严重者需警惕。如果听到有人睡觉时，发出那种令人听着胆战心惊的呼噜声，比如，睡一会儿就憋气，然后再喘口气，突然打呼噜。这种情况一定要去看医生，不能仅仅是忍耐。

边看电视边睡觉好不好？

这种情况时常发生在家里。有的女性看着电视就睡着了。如果旁边是体贴的丈夫或者子女，往往会想"她睡眠质量总是不好，现在好不容易睡着了，不要惊醒，就让她多睡会儿吧"。

其实，这种体贴是要不得的。

第一，这种情况下的睡眠质量本身是不够好的，不足以解乏；第二，这种情况下的睡眠会更加损害夜间睡眠的质量。

所以，这个时候，就别"体贴"了。不妨挑起一个有意思的话题，比如，和她讨论剧情，又或者做点别的事，让她兴奋起来。无论如何，别让她在看电视的时候睡觉。

尿频、尿失禁怎么办?

随着年龄增长，有的女性伴随着大声说话、咳嗽，或者跑跳时会发生漏尿的情况，有的女性原本不起夜，现在开始起夜了，甚至一晚数次，还有的女性憋不住尿，一有尿意就往卫生间走，甚至还没到卫生间，尿已经漏出来了。

有些女性看医生的时候会说，感觉自己下面有东西要掉出来了，妇科查体发现是子宫脱垂。

以上都是更年期女性比较常见的问题。

如何解决尿失禁的问题?

女性在更年期出现的泌尿系统问题，虽然不会危及生命，但是严重损害着生活质量。有的女性因此不敢出门旅行，甚至连去稍远的地方办事也很害怕，她们不愿意外出社交，每天宅在家里，如果出门时间稍微久一些，就不敢喝水，怕出现尴尬的情况。

更年期的尿失禁，细分起来有不同的类型。

第一，压力性尿失禁。与腹压增加有关，是泌尿系统解剖结构改变引起的。

第二，急迫性尿失禁。最典型的特征就是一有尿意，就需要立即去洗手间，一点都憋不住。

还有很多女性会出现夜尿增多的情况。那么如何判断夜尿是否增多呢？

正常情况下，夜尿的频率是 0 ～ 2 次，每次的尿量是 300 ～ 400 毫升，不超过全天总尿量的 1/4 ～ 1/3。

如果夜尿的量持续超过 750 毫升，并且每晚的频率超过两次，就叫夜尿增多。不过这也需要与自己的基线水平对比，同时结合饮食结构来判断，比如，有的人临睡前吃了水分含量高的水果，喝了饮料，也会导致夜尿增多，这是正常的。

该如何解决尿失禁的问题呢？

第一，从平时的生活方式上注意，少量多次喝水。

不要因为担心尿失禁而不喝水。水是一定要喝的，而且不应该少喝。但不建议喝刺激性的饮品，比如，茶、咖啡、奶茶等。

第二，可以利用凯格尔运动来锻炼盆底肌。

先做一个憋尿的动作，注意，是憋尿的动作，不是憋气。然后收缩盆底，收缩 5 秒再放松 5 秒。

刚开始做"憋尿 – 收缩盆底"动作时，可能持续不了那么久，可以循序渐进，从 3 秒开始，逐渐延长。

通过这样锻炼，慢慢就会发现，盆底的肌肉变得有力了。

之后，可以收缩 10 秒，再放松 10 秒，并且增加训练的次数，早、中、晚各做一组。凯格尔运动非常方便，不需要特殊的场地，不需要购买设备，随时可以进行练习。甚至在做其他事的时候，比如，坐公交车、冥想、看电视时，都可以有意识地训练。不要低估凯格尔运动的作用，长期坚持后对缓解更年期泌尿系统的各种症状都很有帮助。

第三，可以做盆底肌以及膀胱肌的修复和治疗。

可以自行购买锻炼盆底肌的设备，进行物理治疗，这会有一定的帮助。当这个方法不能解决问题的时候，就应该去医院了，医生会进行一些特殊的药物治疗。必要的时候，可能需要手术治疗。

▌ 更年期子宫脱垂怎么办？ ▐

子宫脱垂，是更年期比较麻烦的一件事。

为什么女性年长后容易出现子宫脱垂？可能是分娩时造成了产伤，产后没有得到充分休息，恢复得不好；也可能平时身体有一些慢性问题，比如，长期咳嗽、肥胖，导致长期腹压增加，使得子宫脱垂的概率增加。

子宫脱垂与雌激素缺乏和营养不良，也有一定的关系。

如何判断自己是否存在子宫脱垂的问题呢？

子宫在真正脱垂之前，会有一些症状作为提示。比如，总感觉腹部往下坠，有胀痛感，坠胀的时候伴有腰背的酸痛，而且这种酸痛感在走路或者下蹲时更明显，严重时，还会伴有排尿、排便困难等症状。

如果自己无法判断，最简单的方法就是去医院找医生评估。

妇科有一个专门的亚专业，叫妇科泌尿专科，专门看女性的泌尿系统问题，也有人将之称为盆底专业。女性尿失禁和子宫脱垂等问题在这个专科可以得到很好的解决。

如何预防子宫脱垂呢？产后充分休息非常重要。

另外，要避免引起腹压长期增高的因素。

避免便秘。

避免长期站或蹲，这都是容易增加腹压的动作。

避免长期咳嗽，长期咳嗽会增加腹压。

如果过度肥胖，需要减肥。

注意以上方面，可以让腹压不再持续升高，对改善泌尿系统的问题有益。

如果已经出现了子宫脱垂，可以进行盆底生物反馈治疗和电刺激治疗，我国很多医院都有这样的设施。

如果脱垂到一定程度，可以应用子宫托。必要的时候，还可以通过手术治疗，来解决子宫脱垂问题。

女性呵护笔记

1. 尿失禁分为压力性尿失禁和急迫性尿失禁。

2. 可以通过凯格尔运动来锻炼盆底肌肉，缓解泌尿系统的一些症状。

3. 夜尿持续超过750毫升且每晚起夜超过2次，属于夜尿增多。

4. 子宫脱垂患者忌长期站立或蹲坐，必要时需要用子宫托或手术治疗。

更年期的性与生育

有的女性进入更年期以后，对性生活不感兴趣了，或者在性生活的时候感觉很干、很疼。

更年期还需要避孕吗？

现在二胎、三胎政策放开了，有的女性虽然已经进入更年期，但是可能还会有这样的疑问：我还能生孩子吗？

| 更年期阴道干涩怎么办？ |

性生活的时候，阴道为什么会干涩、疼痛？

根本原因是雌激素水平下降。雌激素水平下降，阴道弹性和张力降低，而且腺体分泌减少，性生活的时候就会干疼。

症状严重的女性，日常生活中也会觉得阴道干疼。

针对阴道干疼的症状，可以在阴道局部用一些润滑剂或保湿剂，效果很好。当然更直接、更好的方法，是针对阴道局部应用低剂量雌激素治疗。

这里要强调一下，阴道内用的雌激素，必须是专用于阴道的雌激素制剂。不能轻易变更用药途径。因为不同用药途径的药物代谢动力完全不一样，同一种药物的不同用药途径的剂型，剂量完全不一样。切记不可把雌激素口服制剂放置在阴道内，也不要把用于皮肤的乳膏用到阴道里。

▎ 更年期还需要避孕吗？ ▎

只要有月经，就意味着还有怀孕的可能性，甚至在月经停止一段时间以内，仍然有可能排卵，存在怀孕的可能性。

所以，国际上有一个指南认为，50 岁以后停经的女性，停经一年后可以不避孕；50 岁之前停经的女性，停经两年以后才可以解除避孕。

避孕方式有哪些？（表 25）

第一种，绝育。绝育其实是很适合更年期女性的一种避孕方式，通过手术切断双侧输卵管根部的方法达到不再生育的目的。这个方法最大的特点是不可逆，仅适用于那些确定无生育需求的女性。在临床中通常是这个年龄段的女性正好做邻近器官的手术时顺便行绝育术。

第二种，屏障法。屏障法是很常见的一种避孕方式，具体使用工具有男用或女用的避孕套、阴道隔膜等。这种方法除了能够避孕，还能预防性传播疾病。

第三种，宫内节育环。因为它放置在子宫里，有可能会引发或加重月经过多的问题。有一种特殊的宫内节育器，其内含有左炔诺孕酮，使用后可以持续释放孕激素不仅不增加月经量，还会使月经量明显减少或闭经；局部释放的孕激素能够保护子宫内膜，有效期 5 年，在帮助避孕的同时还能够有效管理月经，保护子宫内膜，是适合更年期女性的一种避孕方式。

第四种，激素避孕法。这种方法分为两大类：一类是使用单孕激素的避孕方法；另一类是使用雌、孕激素的避孕方法。

单孕激素的避孕方法，又分口服、皮埋、注射和宫腔内放置等方式。理论上适用于所有人群，因为它含的是孕激素，可以预防内膜病变，并且不增加血栓风险，所以对更年期女性而言是比较适合的避孕方式。

表 25　避孕方式的选择

名称	具体行为	适用人群	额外作用
绝育	女性输卵管切断或丈夫输精管结扎	无生育需求	
屏障法	男用避孕套 女用避孕套 宫颈帽和隔膜	全部	不影响内分泌状态 减少性传播疾病
宫内节育环	非激素宫内节育器	全部	引发或加重月经过多
激素避孕法（包括单孕激素避孕法和雌、孕激素避孕法）	单孕激素避孕法： 单孕激素口服 皮埋、注射 宫内放置	所有人群	预防内膜病变 可能导致月经失调
	雌、孕激素避孕法： 片剂 透皮贴 阴道环	非血栓高危者	调经 有血栓形成风险

单孕激素的避孕药，在使用过程中的一个常见问题是有可能引起异常子宫出血，有可能与更年期的异常子宫出血混淆。

临床上更常用的避孕药是复方短效口服避孕药。复方短效口服避孕药以高效孕激素为核心，同时添加一定剂量的雌激素，所以能够很好地解决应用过程中的非预期出血问题。但它可能在一定程度上增加患血栓的风险。因此，复方短效口服避孕药不适用于有血栓高危因素的女性。

血栓高危因素与年龄有关，年龄越大越容易发生血栓。此外，肥胖、吸烟等，也是形成血栓的高危因素。

所以对于更年期的女性来说，复方短效口服避孕药不是首选的避孕方式。但是如果患者不胖、不抽烟，没有血栓史，也可以短暂使用复方短效口服避孕药，并加强监测。

怎么看待紧急避孕药？

有些女性朋友会疑惑，为什么我没有提到紧急避孕药。在药店里，这一类药往往叫某某婷。

这类药的本质是大剂量高效孕激素。它们不被纳入常规的避孕方式，而只是在万不得已的紧急情况下采取的补救措施。

不建议频繁使用紧急避孕药，理由是它对女性的内分泌可能会有影响。临床上经常见到使用紧急避孕药后月经紊乱的情况。对于更年期的女性朋友，就更不建议使用了。

宫内节育器避孕，什么时候取环？

采用宫内节育器避孕的女性，该什么时候取环？

50 岁以后绝经的女性，建议绝经满一年以后再取；对于 50 岁之前绝经的女性，建议在绝经满两年以后再取。

还有些朋友已经绝经很多年，一直没取环，会有这样的疑问：还要取吗？能不取吗？

我的建议是取出来。因为年龄大了以后，可能要做很多检查，体内有一个异物，可能会妨碍检查方式的选择。

此外，由于子宫在不断萎缩，环有可能会出现穿孔、异位等情况，可能会造成严重的后果。

总而言之，建议取出。

如果子宫萎缩，取环有困难，可以在取环之前用一到两周的雌激素，尤其是阴道内雌激素，效果会很好。

如果已经 80 多岁、90 多岁了，这个时候还取不取？

我的观点是要因人而异。如果其他方面没什么问题，加之这个年龄的环再穿孔、易位的可能性不太大，而这时候取环的困难程度可能会增加，那么不取也可以，留待继续观察。

┃ 40 多岁了，能要二胎、三胎吗？ ┃

40 多岁的女性到底能不能要二胎、要三胎？当然还是有机会的，但是怀孕的难度和后续的风险，肯定都比年轻时更大。

从受孕到怀孕再到分娩，在这个过程中，40 多岁的女性会遇到哪些问题？我们来进行客观的分析。

首先，40 多岁的女性，怀孕的概率降低。好不容易怀上了，流产率又比较高。即使没有流产，妊娠到足月分娩，孩子不健康的概率增高，各种畸形的发生率明显增高。

高龄产妇孕产期的风险较高，孕期并发症多，产后这些并发症可能也不会消失，而转变成慢性疾病。比如妊娠期糖尿病转变成真正的糖尿病，妊娠期高血压转变成真正的高血压。

对于高龄要二胎、要三胎这个问题，建议在怀孕之前，充分地评估风险，不要盲目跟风。

同样是 40 多岁，人和人的身体素质可能会有很大差别。

如果身体特别健康，生第一个孩子时也很顺利，这样的母亲想要二胎甚至三胎是可以鼓励的。

如果平时身体就很差，患有慢性病，或生第一个孩子时发生过很多问题，比如，胎盘植入、大出血等，有这些情况的女性朋友真的要好好想一想，值不值得冒这么大风险要二胎、要三胎。

女性生育能力退化，比男性更快

更年期怀孕的概率变低，与卵巢衰老有关。卵巢里的卵子，随着年龄增长不断减少，这是一个人体生长变化的固有趋势，不会因为美貌或者富有，卵子减少得就比别人慢。

我们发现，很多成功女性，之前在忙事业，一直都没有生孩子。到了40多岁，突然想要生孩子。曾经有这样的女性告诉我，到目前为止，自己半辈子想做的、能做的事都做成了，对于生孩子，她也同样有信心！

人生中，的确有很多事是可以靠自己的努力来实现的。但是，还有一些事，尤其涉及身体的衰老，我们只能面对现实：能做的事情并没有那么多，或者说只能在有限的范围内做有限的事。

40多岁才开始想起生孩子，无论如何是晚了，还是要尽量早点做这件事。女性大约从37岁开始，卵细胞减少的速率就会加快。而且衰老对生育的影响，不仅表现在卵子数量上，在质量方面，剩余的卵子中不健康卵子的存在概率也在增大。

我们可以对比男女两性生育能力的差别。女性的生育力，到40岁的时候，与30岁时相比下降了很多，只剩70%。而男性40岁的时候，与30岁时相比，生育力还能保持在90%左右，相差不大，生育力基本上还处于高峰期。

虽然说男女平等，但是在生育这件事上，岁月对女人更残酷。

诸多原因导致40岁以上的女性受孕困难

40岁以上的女性怀二胎的成功率较低。原因很多。除了前面提到的卵巢功能下降的因素，还有很多其他的因素。

随着女性年龄增长，很多器质性疾病开始增加，比如，子宫内膜异位症、子宫腺肌症、子宫肌瘤等。又或者因为盆腔炎症等造成输卵管不通，这些问题都有可能影响妊娠，叠加出现后，自然不容易怀孕。

还有，女性到了40多岁，通常情况下性生活频率也会较年轻时下降。更何况，有一些夫妇生育第一个孩子较晚，可能这时候第一个孩子还很小。照顾第一个孩子，要消耗很多精力，夫妇二人甚至会分床居住，性生活更不能得到保证。没有足够的性生活，自然不会怀孕。

也因此，有一些夫妇会算好排卵期再同房。这样是不是就能一击即中？真的不能保证。有很多这样的例子，夫妻刻意准备、安排，就是怀不上，到最后选择顺其自然，反而成功怀孕。

想要怀上二胎，就是要保证足够的性生活频率，这点非常重要。

有这么多困难，是不是一定不能怀孕？其实也不是，可以想办法去增加怀孕的概率。比如，保证充足的睡眠，不熬夜；放松心情，别那么紧张，太紧张反而会影响排卵；在饮食上，要多注意，吃富含蛋白质和维生素的食物；每天锻炼，并保证一定频率的性生活。这些准备很有必要，这样才能有"好孕"。

▎ 更年期怀不上，可以做试管婴儿吗？ ▎

有的女性问，自己怀不上，是不是可以去做试管婴儿？

其实，不管是自然怀孕，还是做辅助生殖，都得有"种子"。巧妇难为无米之炊。当体内连卵子都没有的时候，自然不能生孩子。

辅助生殖技术不是万能的。

对于40岁以上的女性来说，做试管婴儿，可以提高单个周期的成功率。但普遍来讲，43岁以后，即使做试管婴儿，成功率也很低。单个周期的成功率，跟自然怀孕的概率差不多。

自然怀孕还可以每个周期尝试，但试管婴儿并不能每个周期都做。

此外，试管婴儿有严格的适应证，必须在诊断为不孕症之后，才能去做辅助生殖。

辅助生殖不是万能的，所以还是建议大家在恰当的年龄完成生育这件事。

┃ 怀孕后，要做好这些事情 ┃

40岁以上的女性成功怀上了孩子，应该怎样降低风险呢？

要保持健康的生活方式，保持好的心情。适当锻炼，以及补充一些基础营养成分，这很有必要。

另外，如果有基础疾病，要接受良好的治疗。

在孕期要加强监测，找一家相对好的医院，进行产前随诊以及分娩，充分保证母婴双方的健康。

女性呵护笔记

1. 关于更年期性的问题，如果性生活时干涩、疼痛，局部可以用润滑剂，也可以用阴道雌激素制剂。

2. 更年期仍然需要避孕，除非已经明确绝经一段时间。

3. 40岁备孕，属于高龄备孕，需要充分准备。包括生理、心理各方面的准备，而且在孕期要加强监测。

更年期怎样管理体重？

更年期来了，身材会面临这两种情况：第一种是跟以前一样吃喝，但是不断地长胖；第二种是虽然体重没怎么变，但是腰围在不断地变粗。

这个问题困扰了很多女性。那么在这里，我就详细地谈谈更年期的体重管理，或者说更年期的肥胖问题。

▎ 更年期肥胖的危害 ▎

肥胖的危害太多了。

第一个危害，是影响体形和体能，进而影响自信心和自我评价。原来买的漂亮衣服都穿不上了，身体素质也下降了。

第二个危害，肥胖导致患相关疾病的风险增加。比如，糖尿病、心血管疾病，还有尿失禁和某些癌症。

有的读者可能会问，肥胖为什么会增加癌症的发生率？子宫内膜癌在妇产科很常见，其风险因肥胖而增加。女性最常见的肿瘤如乳腺癌等疾病的发生率也会因肥胖而上升。此外，肥胖还会增加患抑郁症的可能性。

▎我们要正确地评价自己的体重 ▎

更年期肥胖的危害很多，那么，什么是肥胖呢？这需要我们正确地评价体重。

要求一位不到 1.6 米的女士和一位 1.7 米的女士，保持同样的体重，是不科学的。有一个比较合理的体重评价工具：体质指数（BMI），可以提供有效参考。

体质指数（BMI）怎么算？有一个公式：

$$BMI = \frac{体重（千克）}{身高（米）\times 身高（米）}$$

简单来说，就是用体重除以身高的平方。假设有一名 1.6 米的女性，体重 50 千克，按照公式计算，她的体质指数是多少？用 50 除以 1.6 的平方。得出结果，她的体质指数是 19.5。

这个体重正常吗？可以对照下图进行评价。

更年期如何正确评价体重

- 体重过低：BMI ＜ 18.5
- 正常：18.5 ≤ BMI ＜ 24.0
- 超重：24.0 ≤ BMI ＜ 28.0
- 肥胖：BMI ≥ 28.0

体质指数在什么范围是最好的呢？并不是越瘦越好，中年以后微胖才是最健康的身材。研究表明，体质指数在 22.6 ～ 27.4 时，死亡风险最低。这是大数据给出的结论，并不是为了安慰女性朋友们才这么讲的。

大家可以想一想，一个过于消瘦的人，万一发生恶性肿瘤，需要做手术，接受化疗、放疗，身体如何消耗得起呢？

对于更年期女性来说，一定的脂肪储备是有必要的。

学会准确测量自己的身高体重

计算体质指数涉及两个指标：身高和体重。

如何测量身高？

千万别用大概值来骗自己，比如，个子偏矮的女性，都希望自己再高一点，但量身高的时候，一定要光脚，不能穿高跟鞋。

量的时候，一般是靠墙，或者靠着标尺。要保持后脑勺、肩胛、臀部在一条线上；要目视前方，下颌微收，保持比较自然的站立状态。

如果用测量仪来量，测量仪上有一把标尺，测量时标尺下压，正好压到头顶就能得出身高数值。

如果没有测量仪，也没有别人帮忙量，那么可以用厚字典协助量身高。具体方法是拿一本厚字典，或者是一本硬的、有一定厚度的书，水平下压到头顶，就能量出身高。

如何测量体重？

首先，要准备一个体重秤。生活中大家可能有这样的经验，不同的体重秤测出来的体重可能有很大不同。所以我们最好自备一个测量准确的体重秤。

怎样看是否测量准确？上秤三次，读数差不多的话，就算测量准确。

如果第一次的读数是60，第二次是50，第三次是55，那这个体重秤就不准确。

另外，读数最好能够精确到0.1千克。

测量时最好保持固定的测量条件。什么时候测最好呢？晨起大小便之后是最好的。

❙ 更年期如何控制体重？ ❙

更年期要保持体重稳定，不要过快增长，这是很重要的。我们可以先计算自己的体质指数。

中国的更年期女性与世界上其他地域同年龄段的女性相比，已经很瘦了。有些女士总说自己胖，但实际上，离微胖还有一点距离。她们其实一点都不胖，还总在说要减肥。

不过，更年期肥胖、超重，或者体重增长过快的女性，还是需要控制体重的。

重视饮食管理

更年期控制体重的基本原则，简单讲就是：定好目标，管住嘴，迈开腿。

根据基础体重定好减重目标或者保持体重的目标。总体上不宜减重过快，而且要找到一种能够长期坚持、有利于健康的生活方式。

首先讲饮食管理。

大家要根据肥胖程度，调节饮食。

轻中度肥胖的女性，可以选择节能或低能量的膳食。

中重度肥胖的女性，可以选择极低能量的膳食。但不要轻易尝试用极低能量的膳食控制体重，因为它限制太多，往往很难坚持下去。不能长期坚持的方法，就不是好方法。

所谓"节能膳食"，就是每天膳食摄入的总能量，在 1200 ~ 1600 大卡。

大卡如何计算？很简单，很多的手机软件都可以帮助计算。

当然还有一个办法，数学学得好的女性朋友，也可以根据 1 克脂肪大约是 9 大卡，1 克糖大约是 4 大卡，来粗略计算自己一天摄入的总热量。

如果想要减重，每天饮食的总能量摄入要控制在节能膳食范围内。当然，还需要根据体质指数做调整。

上面所说的计算单位是大卡，而日常生活中我们会看到很多食品包装袋上的热量，是以千焦为单位进行计算的。

焦和卡的换算公式如下：

1 大卡 =1 千卡

1 千卡 =1 千焦 ÷4.18

实际计算过程中，可以粗略地将 4.18 换成 4 来计算，如此，1600 千焦大致相当于 400 大卡。

巧用工具减肥

在卧室里准备一个体重秤，一旦发现自己胖了，就赶紧少吃一点。

在厨房准备一个专用秤，做饭用米、面的时候称一称，慢慢地就知道大概需要多少量了。

吃饭时为自己准备专用的餐具，餐具的体积别太大，可以将大碗换成小碗。这样，也会有助于控制食量。

熟记食物营养成分（表 26）

表 26　中国部分食物营养成分

食物名	可食部分 /%	能量/kcal	水分/g	蛋白质/g	脂肪/g	膳食纤维 /g	碳水化合物 /g	视黄醇/μg	维生素 B₁/mg
稻米（大米）	100	346	13.3	7.9	0.9	0.6	77.2	0	0.15
方便面	100	473	3.6	9.5	21.1	0.7	61.6	0	0.12
挂面（标准粉）	100	348	12.4	10.1	0.7	1.6	76	0	0.19
花卷	100	214	45.7	6.4	1	1.5	45.6	0	未检出或微量
煎饼	100	354	6.8	7.6	0.7	9.1	75	0	0.1
烙饼（标准粉）	100	258	36.4	7.5	2.3	1.9	52.9	0	0.02
馒头（蒸，标准粉）	100	989	40.5	7.8	1	1.5	49.8	0	0.07
面条（标准粉）	100	283	29.7	8.5	1.6	1.5	56.5	0	0.35
米饭（蒸，灿米）	100	117	70.1	3	0.4	未检出	26.4	0	0.01
米粥（粳米）	100	46	88.6	1.1	0.3	0.1	9.9	0	未检出或微量
荞麦	100	337	13	9.3	2.3	6.5	73	0	0.28
小米粥	100	89.3	46	1.4	0.7	未检出	8.7	0	0.02
燕麦片	100	338	10.2	10.1	0.2	6	77.4	0	0.46
扁豆	100	339	9.9	25.3	0.4	6.5	61.9	0	0.26
豆腐	100	351	84	6.6	5.3	未检出	3.4	0	0.06
豆浆	100	31	93.8	3	1.6	未检出	1.2	0	0.02
豆角	96	34	90	2.5	0.2	2.1	6.7	0	0.05
胡萝卜（红）	96	39	89.2	1	0.2	1.1	8.8	0	0.04
白菜（大白菜）	89	20	94.4	1.6	0.2	0.9	3.4	0	0.05
菠菜（赤根菜）	89	28	91.2	2.6	0.3	1.7	4.5	0	0.04
菜花（花椰菜）	82	20	93.2	1.7	0.2	2.1	4.2	0	0.04

当几种食物摆在眼前，要想立马知道哪种食物热量高，哪种食物热量低，就必须对食物的营养成分及其所含热量，有一定程度的了解，需要熟记食物营养成分表。因为我们的经验或者主观感觉有时候并不靠谱，比方说问你火龙果和西瓜，哪个甜度更高，答案显而易见，西瓜甜度更高；而要问哪个热量更高，正确答案却是火龙果。

做减肥记录，帮助控制体重

可以养成做减肥记录的习惯，记录每天的饮食、量和体重。如果能看到体重一点点降低，必定很有成就感，也能鼓励、帮助自己保持体重。

现在科技进步了，一些专门的计步器，或者能量检测器也能帮助我们把体重记录好。

▎哪些食物是减肥的禁忌？ ▎

单从食物本身来说，并没有哪个是禁忌。比如，就吃一颗花生米，会有问题吗？没有太大问题。但一顿吃一斤花生米就不好了。概括地说，高脂、高糖、高胆固醇的食物（表27），我们要少吃，最好不吃。当然，也有一些食物不仅能够提供身体需要的营养，而且饱腹感强，有利于让我们避免摄入过多能量。

表 27　减肥的禁忌食物

高脂肪	肥肉、动物内脏、鸡皮、香肠、油炸食品、西式快餐
高糖	奶油甜点、冰激凌、沙拉酱、巧克力
高胆固醇	腰果、杏仁、核桃、花生米、瓜子

针对食不过量、热量不超标，可行性的建议如下：

定时、定量用餐，并实行分餐制，把每个人的饭和菜分开。不然，体重相对更重的人，就容易因为吃得过快、过多，而在不知不觉中多吃。

每顿少吃一两口。这是一个特别好执行的方法。当然，这并不是让大家每顿都剩一两口饭，浪费粮食不可取。

盛饭的时候，有意识地少盛一小勺。

饭前喝汤，有助于减少食量、减轻体重。

在吃的过程中，先吃菜，再吃肉，最后吃米饭，这样也有助于控制食物总量。

吃到七分饱就行了，这是最有利于身体健康的摄入量。有研究表明，让自己长期处于不完全饱的状态，有利于延长寿命。也就是说，吃太饱了并不好。

戒掉那些不利于我们减肥的进餐习惯

不舍得剩菜，所以总是多吃几口，这个习惯要改掉，不然很容易吃多。

如果与吃饭特别快、特别猛，还吃得多的人一块儿吃饭，就会不由自主地跟着对方多吃。所以如果要减肥，就尽量不要经常与这样好胃口的伙伴一起吃饭。

办公桌上或者随身带着食物，也是不利于减肥的。真想吃或者喝点什么的时候，就去喝不含热量的饮品，比如，不含糖的茶或黑咖啡。

吃得快、不充分咀嚼的吃饭方式，非常不利于减肥。要尽量做到细嚼慢咽，这样于减肥有益。

另外，不妨记录自己一天进食所摄入的热量，然后做出适合自己的餐饮规划。大家可以将自己的进食情况与表28进行对比，评估一下自己摄入热量的情况。

表 28　成年女性一日膳食建议
（能量 1800 千卡，适用于轻体力身体活动水平）

食物摄入量	谷类 225 克 薯类 50 克	蔬菜 400 克 水果 200 克	畜禽肉 50 克 水产品 50 克 蛋类 40 克	大豆 15 克 坚果 10 克 乳制品 300 克	烹调油 25 克 食盐 5 克
重要建议	最好选择 1/3 的全谷类及杂豆食物	选择多种多样的蔬菜、水果，深色蔬菜最好占到 1/2 以上	优先选择鱼和禽肉；要吃瘦肉；吃鸡蛋不要丢弃蛋黄	每天吃奶制品；经常吃豆制品；适量吃坚果	培养清淡饮食的习惯；少吃高盐和油炸食品
早餐	燕麦粥 1 碗（燕麦 25 克）、白煮蛋 1 个（40 克）、牛奶 1 杯（300 克） 西芹花生米 1 碟（西芹 50 克，花生 10 克）				
中餐	二米饭（大米 100 克、小米 25 克）、红烧翅根（50 克） 清炒菠菜（200 克）、醋熘土豆丝（100 克）、紫菜蛋花汤 1 碗				
晚餐	米饭（大米 75 克）、清蒸鲈鱼（50 克）、家常豆腐（100 克） 香菇油菜（香菇 10 克、油菜 150 克）、苹果（200 克）				
其他提示	足量饮水，每天喝 7～8 杯白开水	酒少于 15 毫升	1. 食与动平衡 2. 每天至少走 6000 步或者进行 30 分钟中强度运动 3. 运动能量消耗至少 270 千卡		

女性呵护笔记

　　1. 要正确评价自己的体重，可以使用体质指数来帮忙。

　　2. 如果需要减肥，不要减得过快。有很多方法能够帮助大家管理好体重。希望大家通过学习，都能真正地行动起来，将这些方法应用到自己的生活当中，管理好自己的体重。

如何健康体检，更好地预防妇科肿瘤？

更年期是妇科恶性肿瘤的高发期。不论是哪一种恶性肿瘤，如果能够早期发现，治疗效果一定会比晚期时发现好，而且预后也会相对好一些。

所以，在这里要提醒大家，如果有症状、有问题，一定要尽早就医。有很多妇科肿瘤在早期是没有症状的，这就要靠规律的健康体检来筛查。

下面将根据部位，分别进行讲解。

▌ 宫颈 ▌

宫颈部位的恶性肿瘤，称为宫颈癌，其癌前病变叫宫颈癌前病变。

如何预防？主要靠筛查。筛查宫颈癌，现有的方法包括宫颈脱落细胞检查和 HPV 筛查。

宫颈脱落细胞学检查，目前常用的是宫颈液基薄层细胞检测（TCT），在不同的年龄段，建议筛查频率是不一样的。

我们还可以结合 HPV 来做宫颈癌筛查。HPV 就是人乳头瘤病毒，现在已经证实，绝大多数的宫颈癌是由高危型人乳头瘤病毒持续的高滴度感染引起的。

在做宫颈癌筛查的时候，建议 30 岁以上的女性做 TCT 和 HPV 的联合筛查（表 29）。

表 29　宫颈癌的筛查

21 ~ 29 岁	每 3 年 1 次 TCT
>30 岁	每 5 年 1 次 TCT+HPV 或每 3 年 1 次 TCT
>65 岁	一直正常，停止筛查

注：1. 针对宫颈癌的筛查，不同国家差别较大；
　　2. 宫颈糜烂不是病，无须治疗。

表格上推荐的筛查频率较低，事实上我们国内很多单位每年或者每 2 年体检都会组织筛查一次。

对于 30 岁以下的女性，推荐每 3 年做一次 TCT 检查。这个年龄段的女性，HPV 的感染很容易被自身消除，并不建议常规查 HPV。

对于 30 岁以上的女性，建议做 TCT 和 HPV 联合筛查，每 5 年一次。如果只查 TCT，则每 3 年一次。

如果筛查结果一直是正常的，65 岁以后可以停止筛查。

当然，以上只是原则。不同的人筛查的需求也不同，不可一概而论。如果看 TCT 的医生比较有经验，可以间隔时间再长一些筛查，但如果看 TCT 的医生相对没那么有把握，还是建议大家筛查频率高一些。

这里还想跟大家强调一下。宫颈糜烂本身不是病，要治疗的不是宫颈糜烂，筛查的目的是筛查出宫颈癌前病变，预防它进一步发展为宫颈癌。

说到 HPV 与宫颈癌的关系，大家知道现在有一个产品特别受欢迎，就是宫颈癌疫苗。

40 岁以上的女性还用不用注射 HPV 疫苗呢？或者问得更具体一点，已经 45 岁了还需要打 HPV 疫苗吗？

答案很明确，如果已经到 45 岁，就不再建议打了。第一，新发感染的概率不那么高；第二，即使打了疫苗，能够产生有效免疫、有效保护的概率也不如年轻人了。换句话说，这个年纪本身就处于低风险，打了以后获益也很少，就不建议打了。

▎ 子宫内膜 ▎

子宫内膜癌也很常见。

子宫内膜被覆在子宫壁朝向宫腔的表面。子宫内膜有什么作用呢？对育龄期女性来说，它是孕育胚胎的土壤。没有怀孕时，子宫内膜在雌、孕激素的有序作用下，会周期性、规律性地剥脱，形成月经。

子宫内膜的病变，在早期就会有表现，比如，月经异常或异常出血。最典型的子宫内膜病变导致的月经改变是月经淋漓不尽或者月经过多。

子宫内膜相关的病变：癌前病变是不典型增生，恶性病变是子宫内膜癌。

对于子宫内膜癌，因为存在月经的改变，所以绝大多数都能够在早期发现，总体来说，预后还是不错的。

在此提醒大家，若长期月经紊乱，则需要看医生。因为它可能不只是简单的月经失调，而是子宫内膜不典型增生，甚至子宫内膜癌。

┃ 子宫体 ┃

子宫体本身的肿瘤，良性居多，为子宫肌瘤；恶性的是子宫肉瘤。子宫肉瘤的恶性程度很高，且愈后很差，所幸其发生率特别低，因此在这里重点讲一下子宫肌瘤。

子宫肌瘤，就是长在子宫肌层的瘤子。它可以往宫腔里长，也可以在肌壁间长，还可以往宫外长。

子宫肌瘤可能造成子宫大小的变化，造成的后果有可能是月经异常。可能表现为月经量多、时间长，与子宫内膜病变导致的月经变化特点不太一样。

如果子宫肌瘤导致月经出血特别多，还可能会引起贫血。

如果瘤子长大，向前压迫膀胱，向后压迫直肠，还有可能引起大小便异常。

子宫肌瘤发病率特别高，30 岁以上的女性达到 20%～50%，到了 50 岁，甚至超过 50%。

子宫肌瘤的后果，主要还是贫血及大小便异常。

对于育龄期女性而言，患有子宫肌瘤，还可能会影响生育。

子宫肌瘤有预防的方法吗？

很可惜，答案是没有很好的预防方法。

怎么确定是否患有子宫肌瘤呢？

有经验的妇产科医生用手进行盆腔检查可以确定是否患有子宫肌瘤。现在超声应用非常广泛，盆腔超声对于发现子宫肌瘤特别敏感，建议女性朋友们每年做一次盆腔超声。

如何治疗子宫肌瘤?

如果子宫肌瘤已经导致明显的贫血或者大小便的改变，这时候是应该做手术的。有生育计划的女性，治疗还要更积极一些。

子宫肌瘤的治疗方法，最经典的还是手术治疗。高能聚焦超声、磁波等治疗方法，目前还在探索中，未得到广泛应用。

▮ 卵巢 ▮

长在卵巢上的肿瘤，良性的通常是卵巢囊肿，恶性的则为卵巢癌。

卵巢上的肿瘤，绝大多数在早期是没有症状的，主要依赖做超声来发现。

卵巢癌是到目前为止预后最差的妇科恶性肿瘤，其特点是发现时多数已经是晚期。如果能够在早期发现卵巢癌，预后会明显好于晚期。

如果有卵巢癌或乳腺癌家族史，或有相关症状的患者，可以通过基因检测来确定自己是否属于高危人群。

▮ 乳腺 ▮

乳腺癌是女性最常见的恶性肿瘤。

乳腺癌发生率与生活方式密切相关。总体看来，随着生活水平的提升，乳腺癌的发病率也在升高。

中国女性患乳腺癌的年龄相对欧美女性要早，第一个发病高峰在 40 岁以后，正好与更年期年龄重合。

对于乳腺癌的筛查，有明确的建议：

从 30 岁开始进行乳腺检查，每 1～2 年查一次，一般是查体加上超声。

40 岁以后，一定要每年复查。

50 岁以后，除了每年查体和超声，还建议加上钼靶检查。

对于高危人群，需要更加频繁地定期体检。

比如，已经发现乳房上有一个结节了，就不要再局限于每年查 1 次，可能 3～6 个月后就要复查。

乳腺癌发病率虽然高，但得益于乳腺科医生们的努力，乳腺癌治疗的预后很好。尤其是早期乳腺癌，我们甚至可以把它当作慢性疾病来看待。

所以对于乳腺癌的预防，最重要的是定期体检，早发现、早治疗。

▎ 更年期女性如何体检？ ▎

作为更年期女性，体检时应该做哪些方面的检查呢？

首先，要测量身高。测量身高是有一定意义的。如果发现身高明显变矮，就意味着可能患有骨质疏松症。

然后，要测量体重和血压，检查视力和口腔，并进行全身和局部的查体。局部查体包括甲状腺、妇科和乳腺等部位。

接下来，要做一些血液的化验，包括血常规、尿常规，以及对肝肾功能、血脂、血糖等进行检查。

其他检查，比如，胸片、心电图、宫颈刮片和骨密度等，也建议大家做一下。因为到了更年期，这些系统慢慢地也有可能会出现问题。

另外，超声作为一个无创检查方式，在常规体检中具有很重要的地位。肝胆胰脾肾、盆腔以及乳腺超声都很重要。如果有条件，还可以做一下血管超声，看看有没有动脉粥样硬化等问题。

看到这里，也许你会有疑问：为什么没提到对肿瘤标记物的检查？

其实我是在刻意规避。因为在医学界，关于肿瘤标记物的作用存在争议。所以，如果条件优越，查一下无妨，而如果条件有限，只要做上述常规检测就可以了。

做了健康体检，就可以高枕无忧了吗?

当然不是，我们还要自己做好自己的健康小卫士。

如果发现身体发生了跟以前不一样的一些特殊的变化，就要注意了。比如，活动后心悸胸闷，出现消瘦、乏力、消化不良，大便带血或变成黑色的情况，这时候要及时就医。

消瘦、消化不良，那就可能是消化系统出问题了；咯血、低热，可能是呼吸系统出问题了。对于妇科的肿瘤，如果患有子宫内膜癌会有明显的月经异常。如果同房后出血或者白带中有血丝，则可能是宫颈癌早期迹象，值得重视。

女性呵护笔记

更年期是"多事之秋"，很多恶性肿瘤在这个年龄段开始高发，所以至少每年要做一次体检。体检的内容包括查体，血、尿的化验，还包括超声、心电图、胸片等检查。除了体检，我们日常生活中也要警惕，如果身体发生了特殊的改变，要及时就医。

更年期什么情况需要看医生?

更年期来了，可以先自己调整。调整后还不能解决问题，就要去看医生。

去看医生的话，该如何与医生沟通，医生可能会给予哪些治疗呢？

更年期常常有很多明显的症状，如果不治疗，只采用"熬"的策略，会有什么后果？

后果很明确，会明显影响日常生活的质量，还有可能会影响整个家庭乃至单位的和谐稳定。

熬的时间长了，会引发疾病。更年期的"熬"不可取，在这里要鼓励大家，如果有问题应该去看医生。

更年期出现以下三种情况，必须去看医生：

1. 月经异常。

具体表现有月经周期延长或缩短、经期延长、月经淋漓不尽、经量增多等。

2. 症状明显。

只要有一项症状明显影响生活，就应该去看医生。

中国女性更年期就诊的首要原因是睡眠问题。除了睡眠问题，骨关节肌肉疼痛的发生率也很高，但经常被忽略。还有很多症状即使出现了，大家也没有把它与更年期联系在一起，只是觉得自己浑身难受。如果到了 40 多岁，在月经有问题的同时，身体出现了和以前不一样的症状，不妨去看一看妇科内分泌医生，咨询一下，一定获益颇多。

3. 骨质疏松症相关问题。

如果有骨质疏松症的危险因素，比如，低体重、性腺功能低下、吸烟或过多饮酒和咖啡等，又或者已经出现骨质疏松性骨折，也应该去看妇科内分泌医生。

▌ 看妇科之前的准备 ▌

做医生就像做侦探一样，诊断如同破案。医生要想给患者提供帮助，就需要患者提供准确的信息。治病的前提，是患者能准确地反映病情。

如果病情不准确，医生就没办法诊断。

看妇科内分泌医生之前，要做好哪些准备？

第一步：准备一个本子，在本子上梳理好自己最近 2～3 次月经的情况，这会让就诊过程变得更加顺畅。

有的人说自己已经好几个月没来月经了，那没关系，只要回顾到目前为止的最后一次月经就可以了。在它之前的那一次，如果还能记得是哪天开始的、哪天结束的，也最好记下来。

越是看月经紊乱的问题，越需要准确地提供月经情况。

第二步：在本子上梳理一下自己的症状，记录下身体到底有哪些不适。更年期的身体不适特别多，到了诊室向医生讲述时，不要只提到潮热出汗而忘记提失眠；想起提骨关节肌肉疼痛，又忘了说乏力；甚至看完病之后才想起来，自己还有眼干的症状没有向医生反映。

第三步：把以前做过的，包括健康体检在内的各项检查和化验的报告单准备好。可能有些朋友会觉得，这次是到更好的医院看病，那么以前做的检查和化验的报告单就没有用了。其实，可以把资料都带去，交给医生来判断是否有用。因为它们能反映当时的情况，即使现在的检查技术再好，也不能让时光倒流。所以，这些资料很重要。

还有很多患者在就诊之前，已经在别的医生那里做过治疗，也可以把其他医生的治疗方法带来。

有人问，怎么把之前医生的治疗方法带来呢？

具体方法是携带打印的电子病历或处方单。我国现在大部分医院都提供电子病例，或者电子打印的处方单，这些都是很好的凭证。

也可以把所服用的药的外包装带来。有的患者在就诊时告诉医生"我吃的是小白圆片的药"，这样的描述不具有特异性，很难作为参考信息。所以，要尽量准确地提供信息，这样医生才能更好地了解情况。

第四步：梳理好自己的既往病史。

想一想自己以前得过什么病、做过哪些手术，如果能找到当时的就诊记录、手术记录和住院记录就更好了。

如果是小时候的事情，不妨问问父母当时是什么情况；接下来还要问问父母关于家族病史的情况，家里有没有人患有恶性肿瘤、血栓、心血管疾病、骨折等。

这些情况对后续的诊疗很有帮助，建议在看病的前一天梳理好。

看病前一天还应该准备什么？

应该把自己想问医生的问题进行归纳、总结并罗列好，问题的数量最好在5个以内，至多不要超过10个。这样一方面可以避免自己就诊时因为兴奋或紧张，而忘记提问，离开诊室又想起来，因此反复进出诊室；另一方面由于门诊时间有限，提前罗列好问题也可以得到医生比较全面的解答。

此外，对于从外地赶来看病的患者，建议就诊前做一下盆腔超声和乳腺超声，就诊时将检查结果带上，以节约就诊时间。

▌ 性激素不是必需的检查项 ▌

大家可能会问：怎么没有提到性激素呢，更年期不用查性激素吗？

性激素不是必需的检查项。当然，这也不是一概而论的。

有很多更年期女性的卵巢功能处在波动状态，此时的性激素水平不稳定，医生并不依据这时的结果诊断患者是否处于更年期。

但有时为了帮助排除一些问题，或者帮助验证一些诊断还是要查性激素的。

▌ 更年期患者如何治疗？ ▌

更年期患者去看医生，医生可能给出哪些治疗？

有可能会建议患者进行中药治疗、针灸治疗或者绝经激素治疗（简称MHT）。绝经激素治疗是更年期治疗的中坚力量，而且是改善更年期症状最有效的疗法。

从我的临床经验来看，有很多患者听说过这个疗法，但由于了解得不全面，所以产生了很多顾虑。

在此，我将把绝经激素治疗相关的知识，比较系统、全面、客观地传递给大家。

在讲之前，我们先来看看绝经过程中到底发生了什么。

绝经的本质就是卵巢中的卵泡耗竭，或接近完全耗竭。在绝经的过程中，雌激素从绝经前或者是育龄期的高水平，逐步过渡到绝经后的低水平。绝经后则处于雌激素缺乏的状态。

雌激素对女人而言是至关重要的，可以说它是女人的青春激素、健康激素。有了雌激素，才能有第二性征的发育，才能有月经，才能生育。

有了雌激素以后，女性的皮肤、毛发才能滋润，骨骼才能强壮，才能保持正常的体重与女性体态。雌激素对于心血管有保护作用，对于情绪的调节也是很重要的，女人一生中容易出现情绪问题的阶段往往是雌激素水平剧烈波动或者明显缺乏的阶段。

在历史上，与更年期相关的激素治疗有过很多名词。

在临床上或者在报纸、文献里，我们能看到一些名称，如性激素治疗、激素补充治疗、绝经激素治疗等，它们实际上反映了激素治疗的发展进程。

这些名称在不同的历史阶段出现过，现在应用更为广泛的是绝经激素治疗，这是最准确的说法。由于历史原因，其他说法偶尔也会用到，其含义在绝经领域是一样的。

下面是这几个名称的常用英文缩写。

性激素治疗	HT
激素补充治疗	HRT
绝经激素治疗	MHT

为什么说绝经激素治疗这个名称最能代表这个疗法？因为人体的激素有很多种，当甲状腺功能减退时，补充甲状腺激素也是一种激素补充治疗。为了准确地描述在更年期补充雌、孕激素的疗法，就选择了"绝经激素治疗"这个名词，它更准确也更明确。

绝经激素治疗有很准确的定位。它是针对更年期症状最有效的治疗方法，绝经激素治疗的核心是补充雌激素，建议选择天然雌激素。

如果是有子宫的女性，在补雌激素的同时，还要加用孕激素。

表 30 展示了绝经激素治疗常用的药物。后面将按照药物的用药途径分别进行说明。

表 30　绝经激素治疗常用药物

口服药物	1. 雌激素 2. 孕激素 3. 雌孕激素复方制剂 4. 替勃龙
非口服药物	1. 经皮雌激素 2. 经阴道雌激素 3. 左炔诺孕酮宫内释放系统

注：推荐天然或接近天然的雌、孕激素。

口服的药物，包括雌激素、孕激素，还有雌、孕激素复方制剂。另外还有一种特殊药物——替勃龙，它既不属于雌激素，也不属于孕激素，但是它在体内的代谢产物在不同组织器官可以选择性地发挥雌激素、孕激素和弱雄激素样作用。

除了口服途径，还有非口服途径。对于女性来说，包括经皮和经阴道应用。

还有一种很特殊的孕激素，是把左炔诺孕酮放在一个节育环里，这就是左炔诺孕酮宫内释放系统。

在进行绝经激素治疗时，推荐使用天然雌激素、天然或接近天然的孕激素。

在更年期用药中，雌、孕激素有不同的用药方案。

第一种方案是单用孕激素，适用于更年期或绝经过渡期的早期，目的是调节月经，保护子宫内膜。

可以口服孕激素，一般在月经的后半周期连续服用 10 ～ 14 天；也可以在宫腔内放置含孕激素的特殊节育环，放置含孕激素的节育环能够解决更年期患者的月经过多问题，还能预防子宫内膜病变。

第二种方案是单用雌激素，适用于那些已经切除子宫的女性。可以口服，也可以经皮应用。

具体的剂量，请大家一定要遵医嘱，不要自己自行买药。应由医生根据您的情况，推荐恰当的药物和剂量。

雌激素口服和经皮应用，都是常用的用药途径。口服是符合绝大多数人用药习惯的方法，而经皮雌激素具有一些独特的好处，比如，不额外增加血栓的风险。

更复杂的情况，需要联合使用雌、孕激素，具体有两种疗法。

第一种叫作雌、孕激素的序贯疗法。序贯就是有先有后，先用一段时间雌激素以后，再加上孕激素。这样的疗法适用于有子宫且希望来月经的女性。

这个疗法又分为连续序贯和周期序贯，不管应用哪种，都会产生月经样的出血。

第二种方法：雌、孕激素配伍，叫作连续联合疗法。它的特点是每天都一样地用雌激素和孕激素，适用于有子宫但不希望来月经的绝经后患者。

选择序贯疗法还是连续联合疗法，更主要的是取决于患者的年龄和绝经的时限。患者愿不愿意来月经也是参考的一个条件。

这两种疗法并没有绝对的优劣之分，是适合不同个体的不同选择。

女性呵护笔记

1.更年期问题繁多，如果自我调整不能解决问题，就需要去看医生。看病前需要做好各项准备。

2.绝经激素治疗是针对更年期症状最有效的治疗方法。具体选用哪一种治疗方法，要由医生来帮助确定，根据不同的情况有不同的推荐。

如何使用绝经激素治疗改善更年期症状？

| 如何判断能否采用绝经激素治疗？ |

什么情况下可以采用绝经激素治疗，什么情况下不能用，以及绝经激素治疗应该怎么推进，这些我们都需要了解。

什么情况下可以考虑采用绝经激素治疗？"能用"在医学上对应的术语是"适应证"，共有 3 条：

1. 更年期症状重；

2. 泌尿生殖道局部萎缩明显；

3. 有骨质疏松症，或者有骨质疏松症的危险因素。

哪些人不能采用绝经激素治疗？"不能用"在医学上对应的术语是"禁忌证"，一共有 8 条：

1. 已经或者疑似怀孕；

2. 存在原因不明的阴道出血；

3. 已经或者疑似患有乳腺癌；

4. 已知或者疑似患有性激素依赖的恶性肿瘤；

5. 近 6 个月以内有活动性的血栓，不论是静脉性的还是动脉性的血栓；

6. 严重肝、肾功能不全；

7. 患有血卟啉症、耳硬化症；

8. 现在患有脑膜瘤。

参照上述 3 条适应证、8 条禁忌证，请大家对号入座。

只有在有适应证且没有禁忌证的情况下，才能采用绝经激素治疗。绝经患者治疗流程如图 31 所示。

▌ 医生的诊疗步骤 ▌

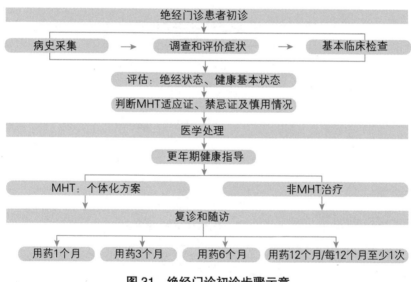

图 31　绝经门诊初诊步骤示意

更年期患者来到门诊，医生要通过对病史的采集，结合一些基本检查，判断她现在处于更年期的什么阶段，有没有绝经激素治疗的适应证、禁忌证并评估其症状。然后针对不同年龄段，给予相应的医学处理，而且要定期复诊和随访。

在询问完病史后要对患者做体格检查和一些辅助检查。具体要做哪些辅助检查，下图中列了很多，但实际上这些都是更年期女性的常规体检项目，并无特殊。

需要做的辅助检查

- 盆腔、肝胆超声
- 乳房 B 超或钼靶
- 血常规、尿常规
- 肝、肾功能
- 空腹血糖、胰岛素
- 血脂
- 卵泡刺激素、雌二醇、促甲状腺激素
- 宫颈细胞学
- 骨密度
- 心电图

这里特别强调，要做盆腔的超声和乳腺的超声，或者乳腺钼靶。

根据检查结果进行判断之后，就要给予医学处理（图32）。

要根据个人的情况，给予健康指导。

如果只是泌尿生殖道局部的萎缩问题，建议局部使用雌激素。

如果有全身的问题，这种情况下，如果没有子宫，单用雌激素就可以；如果有子宫，就根据所处的绝经状态，去选择单用孕激素还是雌、孕激素序贯疗法，又或者选择雌、孕激素连续联合疗法。

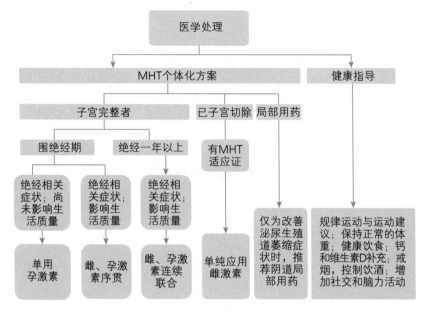

图 32　个体化的治疗方案

患者开始治疗后，就一劳永逸了吗?

当然不是。用药 1 个、3 个、6 个月以及 12 个月的时候都要随访。看用药以后有没有达到预期效果，有没有药物不良反应，有没有出现新的特殊问题。如果有问题，需要进行相应的处理。

针对不同的随访时间点，随访的内容和要点不同。在用药 1 个月和 3 个月的时候，主要关心的是患者用药以后症状改善的情况，有没有出现新的不适。

如果患者出现一些不良反应，医生可能需要对此做出解释。比如，用药以后出现非预期的子宫出血问题，可能与漏服药物或者错服药有关，这时候就需要患者加强规范用药。

还有一些女性用药以后会表现为明显的乳房不适、胀痛。大多数情况下，乳房胀痛是因为乳房已经很久没有雌、孕激素的作用，突然有激素作用后引起的疼痛。随着用药时间延长，疼痛可以自然消退。但如果乳房疼痛很明显，可以给予适当的对症治疗，并且有可能需要医生适当地调整用药方案。

治疗以后，如果症状迅速地缓解，那么患者用药 6 个月时，往往就开始关注疗法会不会有不良作用，能不能长期用。所以，6 个月时的随诊是特别重要的，要坚定患者继续用药的信心。

从开始治疗后的 1 年起，每年都至少要随访 1 次，需要全面化验检查，而且要重新评估有无禁忌证并评估继续用药的利弊。只要评估的结果是利大于弊，就应该鼓励患者继续用药。

当然，也存在需要调整用药方案的可能性。随着年龄增长，患者的诉求有可能从想来月经变成不想来月经，如此，方案、剂量可能都需要调整。这些都是医生在年度随访时需要注意的。

从什么时候开始进行绝经激素治疗呢？

笼统地讲，在卵巢功能衰退早期就可以开始了，但是要强调在有适应证的情况下使用。早用药，患者获益多、风险小。具体"早"到什么时候呢？ 60 岁以前或者绝经 10 年以内启动，都是能够达到获益多、风险小的效果的。

接下来的这个问题也很关键，几乎每一个患者都会问道：这个疗法需要用多久，可以用多久？

这个问题的答案是开放性的，没有严格的限制。治疗期间需要规律的体检、评估，只要评估的结果是预期获益大于风险，治疗就应当继续。

▎这些情况可以采用绝经激素治疗吗？ ▎

下面，我将列举一些临床上比较特殊，但更年期女性常见的问题。

有子宫肌瘤能进行绝经激素治疗吗？

如果已经切除或剔除子宫肌瘤，或者切除了子宫，那肯定没问题。

如果还有肌瘤，就要看它的大小了。总体来说，肌瘤越小，安全性越高。

如果肌瘤的直径超过 5 厘米，在用药过程中它有可能会进一步增大。这里并不是说只要肌瘤的直径超过 5 厘米，用绝经激素治疗后肌瘤就一定会长大，而是说肌瘤本身越大，在用药过程中它长大的可能性也越大。如果它要增大，那么通常会发生在开始治疗的第 1 年内。

有肌瘤的情况下，用哪种药治疗比较好呢？其实各种药物的效果差别并不大。只是相较于经皮雌激素，口服雌激素可能更安全，而替勃龙可能比雌、孕激素连续联合更安全。

如果患有子宫内膜异位症，能采用绝经激素治疗吗？

子宫内膜异位症不是绝经激素治疗的禁忌证，能否采用该疗法要视情况而定。如果患者患有此症且没有做手术，建议采用雌、孕激素连续联合或者替勃龙疗法进行治疗。

有严重的子宫内膜异位症的患者，如果已经切除子宫，那么在治疗的早期，也要加孕激素。这一点是比较特殊的，因为通常情况下，切除子宫的患者在绝经激素治疗时是无须添加孕激素的。采用绝经激素治疗时，加用孕激素是为了保护子宫内膜。切除子宫只是切除了在位子宫内膜，但异位内膜仍然存在。所以，在绝经激素治疗早期还要加用孕激素，以最大限度地减少子宫内膜异位症的复发。

如果患有子宫内膜增生症，能采用绝经激素治疗吗？

子宫内膜增生分两种情况。

第一种情况是不典型增生。不典型增生是癌前病变，原则上要切除子宫。切除子宫后是可以采用绝经激素治疗的。

第二种情况是没有不典型增生，只是单纯增生或复杂增生。这时在治疗逆转以后就可以采用绝经激素治疗。

对于有血栓形成倾向的人，能不能采用绝经激素治疗？

如果是有血栓病史的女性，一定要向血液专科咨询，必要的时候做易栓症的相关筛查。如果评估后认为可以采用，那么也建议这类患者使用经皮雌激素，这样风险相对会小一些。

患有胆囊疾病的患者，能采用绝经激素治疗吗？

如果采用口服的绝经激素治疗，有可能加速胆囊结石的形成，并且增加胆囊手术的风险。但这也不是特别严重的后果。如果有胆囊疾病，可以在用药方案上进行优化，选择经皮雌激素。

如果患有系统性红斑狼疮，能采用绝经激素治疗吗？

系统性红斑狼疮（SLE）是比较常见的一种免疫疾病。它本身的特点以及在治疗过程中的用药，令患者更容易发生卵巢早衰，也很容易发生骨质疏松症。从这个角度来看，系统性红斑狼疮的患者可能更需要接受绝经激素治疗。

但接受绝经激素治疗可能会加重原发病，所以特别强调在接受治疗前，要评估原发病病情是否稳定。处于病情活动期的患者，不可以采用这种疗法。

如果患者处于病情稳定期或静止期一段时间了，在严密观察下可以采用该疗法，此时建议患者选用经皮雌激素，以降低血栓风险。

如果患有与乳腺相关的良性疾病或者有乳腺癌家族病史，能采用绝经激素治疗吗？

乳腺增生常常出现在超声报告里。首先明确一点，乳腺增生不是绝经激素治疗的禁忌证，严格来说，它甚至不能算一种疾病。

如果是乳腺的非典型增生，则需要去咨询专科医生。对于其他的乳腺良性疾病，目前并没有明确的证据证明绝经激素治疗对其有影响。

有乳腺癌家族史的女性，需要看具体的家族史情况。如果家族中只是单个亲属在较大年龄时才发病，那么并不需要额外关注。毕竟绝大多数乳腺癌是散发病例。但如果家族中，多人患有乳腺癌，或者亲属是在很年轻时患了乳腺癌，又或者是男性患有乳腺癌、基因筛查提示有明确的基因异常等情况，就要慎重考虑，谨慎行事。

患有癫痫、偏头疼或者哮喘，能采用绝经激素治疗吗？

这些问题有可能都与雌激素水平相关，但总体来说它们并不是禁忌证。遇到这种情况，我会具体问题具体分析，也建议这类患者请相应科室的医生进行会诊，确认可以采用后，再接受绝经激素治疗。

女性呵护笔记

1.绝经激素治疗有明确的适应证和禁忌证。有适应证并且没有禁忌证的时候，才考虑采用绝经激素治疗。

2.有些特殊情况并非禁忌证，但也需要谨慎对待，通常需要原发病科室的医生与妇科内分泌医生协同诊治。

3.所有的绝经激素治疗，均需要按照规范进行。治疗后，患者要定时随诊。

绝经激素治疗的利与弊

绝经激素治疗从诞生之初，就因为疗效好而迅速得到大家的认可，但是医学界对于这个疗法一直存在争议。

围绕此疗法的争议，仍然有一些问题没有得到充分的解决。在此，把已经确定的获益和目前还存在争议之处，进行说明。

绝经激素治疗有哪些益处和风险？

绝经激素治疗是最有效的缓解更年期症状的方法，同时还能有效预防老年退化性疾病。

采用绝经激素治疗具体有哪些获益呢？

如表 31 所示，肯定的获益包括缓解全身症状、缓解局部的泌尿生殖道萎缩症状以及对骨骼有益。

可能的获益包括降低心血管疾病、糖尿病和结直肠癌发生的风险。

可能存在的风险，包括乳腺癌和血栓。

表 31　绝经激素治疗的获益与风险

肯定获益	可能获益	可能风险
全身症状	减少心血管疾病	乳腺癌
局部症状	减少糖尿病	血栓
骨骼	降低结直肠癌	

　　无论使用雌二醇还是结合雌激素，无论使用多大剂量，绝经激素治疗都能有效地缓解更年期的潮热出汗症状（图33）。但针对同一种药物，标准剂量较小剂量而言，能更快地使症状缓解。

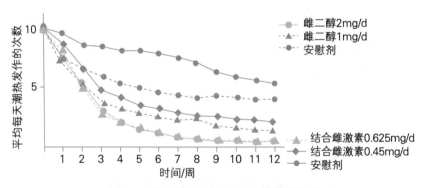

图 33　绝经激素治疗可以有效缓解潮热

　　此外，绝经激素治疗能有效地改善阴道萎缩，不论是从患者的视角来看，还是从医生的视角来看，这一症状都能明显改善。

　　绝经激素治疗对骨骼是肯定有益的。从八十年代开始关注这个问题以来，所有研究的结论都是一致的。一项大型研究表明，绝经激素治疗能降低骨盆骨折、脊椎骨折和手腕骨折的发生率。总而言之，各部位骨折的风险都减少了。

研究发现，切除双侧卵巢以后越早开始补充雌激素，对骨骼保护得越好。

不过，即使是切除手术结束 6 年后才开始补充，仍然有一定的效果，只是不如尽早补充的效果好。所以从对骨骼的保护作用来看，尽早开始绝经激素治疗，获益更多。

绝经激素治疗对腹型肥胖、胰岛素抵抗、血脂、血压、凝血等代谢性指标的影响，都是有益的。这个结论来自一个包含了 100 多项临床研究、时间跨度近 40 年的荟萃分析。

总而言之，绝经激素治疗改善了代谢综合征的各项影响因素。

既然代谢综合征会直接影响患者患心血管疾病的风险，那么是否可以说绝经激素治疗对心脏一定有好处呢？

不一定。关于绝经激素治疗和罹患心血管疾病的风险之间的关系，不同研究的结果存在很大的差异。现有证据表明，绝经激素治疗的启动时机和具体的治疗方案与心血管健康密切相关。

越早启动绝经激素治疗，患者获益越多。对于年龄小于 60 岁、绝经 10 年以内、心血管系统较为健康的女性而言，启用绝经激素治疗不仅不增加冠心病和卒中的风险，而且能够降低冠心病的死亡率和全因死亡率。

在具体方案中，单用雌激素获益更明确，采用雌、孕激素联合应用疗法，结果则比较复杂。

这里要强调一下，不建议大家为了预防冠心病而采用绝经激素治疗。

那么，为了预防什么疾病可以启动绝经激素治疗呢？仅限于骨质疏松症。

早期经过绝经激素治疗，对于防止血栓效果明显，未经过绝经激素治疗和晚期经过绝经激素治疗的，则差异不大（图 34）。

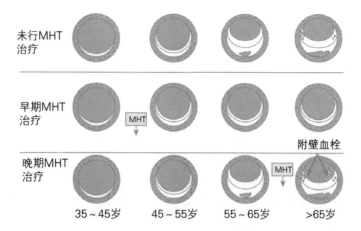

图34 绝经激素治疗（MHT治疗）在绝经早期启动对防治血栓的重要意义

绝经领域有一个重要理论：窗口期理论。主要含义是绝经激素治疗不是任何时候开始使用收益和风险比都一样，在特定的窗口期开始使用，获益最多、风险最小。

人在年轻时血管健康。随着时间流逝，血管开始出现问题，比如，开始出现动脉粥样硬化，到最后甚至有附壁血栓形成。

如果在早期给予血管健康的人绝经激素治疗，会有什么样的影响呢？在应用绝经激素治疗后，这些原来血管健康的女性一直保持着血管健康的状态。绝经激素治疗对代谢综合征的每一项指标都有改善，总体上也体现出对血管的持续性保护作用。

但是对于已经形成附壁血栓的人而言，这时候才开始使用绝经激素治疗，让血管扩张、血流加速，可能会导致附壁血栓脱落，因此在治疗的早期反而可能促成心血管事件发生。

所以，在围绝经期或绝经后早期、心血管健康的状态下开始绝经激素治疗，才能最大限度地保护心血管系统。

绝经激素治疗有哪些争议？

图 35 中，上下两张图展示了在美国进行的一项叫 WHI 研究的成果。我们通过这两张图来讲讲绝经激素治疗对于乳腺癌的影响，这是绝经激素治疗争议最大的问题。

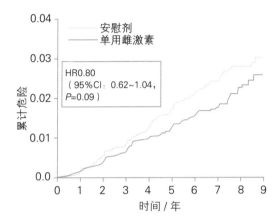

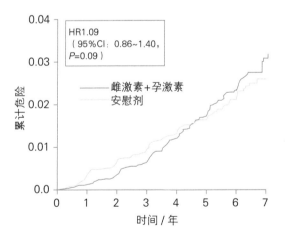

图 35　单用雌激素和雌、孕激素连续联合
应用的乳腺癌风险不同

上图展示的是已经切除子宫的乳腺癌患者开始接受绝经激素治疗后的变化。图中的深色线代表用药组（单用雌激素），浅色线代表对照组（使用安慰剂）。研究发现相对于安慰剂组，单用雌激素组没有增加乳腺癌风险。

下图展示的是保留子宫的乳腺癌患者开始接受绝经激素治疗后的变化，这类患者用药时需要在雌激素之外加用孕激素。深粉色线代表用药组（使用雌激素和孕激素），浅粉色线代表对照组（使用安慰剂）。研究发现，随着用药时间的延长，在 5 年左右，雌激素 + 孕激素组的乳腺癌风险超过了对照组。

2002 年这项研究的结果最初发表时，引起轩然大波。当时对这项研究结果的解读是，绝经激素治疗会升高患乳腺癌的风险，并且总体上弊大于利。这种解读在当时造成了很大的恐慌。

当然，研究还在继续。后来在法国和芬兰，有研究者用不同的孕激素和雌激素去配伍，观察不同研究方案对乳腺癌的影响。

美国的 WHI 研究中加用的是单一孕激素——醋酸甲羟孕酮，用药以后增加了乳腺癌风险，而单用雌激素（具体为结合雌激素），则没有增加乳腺癌相关风险。

而欧洲的两项研究发现雌激素配伍天然孕酮，或者接近天然孕酮的地屈孕酮，乳腺癌风险并没有增加；但是如果配伍了其他的合成孕激素，乳腺癌风险就会增加。

因此得出结论：绝经激素治疗与乳腺癌的关系可能和具体应用的孕激素种类有关。

国际绝经学会关于绝经激素治疗的最新指南中，有如下阐述：

绝经激素治疗与乳腺癌之间的关系复杂，即使会升高患乳腺癌的风险，风险也是很低的，低于常见生活方式所带来的罹患乳腺癌的风险。患乳腺癌的风险升高，主要和绝经激素治疗过程中使用合成孕激素及治疗持续的时长有关。

什么叫常见生活方式？体形肥胖、吸烟、饮酒等，都可以被归入这个范畴。

如果应用微粒化黄体酮或者地屈孕酮，其带来的乳腺癌风险可能会低于合成孕激素。

WHI 研究随访长达 18 年，这项研究发现绝经激素治疗不影响患者的全因死亡率、心血管死亡率和癌症死亡率（图 36），而绝经激素治疗对患者的生活质量的改善却是显而易见而且立竿见影的。

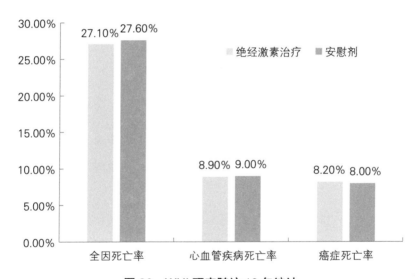

图 36　WHI 研究随访 18 年统计
WHI 研究认为：绝经激素治疗不影响全因死亡率、心血管死亡率和癌症死亡率

既然不影响死亡率，那还有什么可担心的呢？最多不过是没有取得更好的获益。但是 WHI 研究是一项设计不够严谨的研究。

这项研究在设计上存在瑕疵，这是公认的。WHI 研究中的研究对象年龄较大，平均年龄已经 63 岁，而临床实践中绝经激素治疗的主要应用者是正受绝经相关症状困扰的更年期或绝经后早期女性，她们大多数是在

50 岁上下。WHI 研究中的研究对象与临床实践中正在接受绝经激素治疗的女性有很大的不同。因此研究结果不能够令人信服。

其后还有一些设计更完善、更符合临床实践情况的研究，正在逐步随访中。

一项荟萃研究发现，绝经激素治疗能使 60 岁以下女性的全因死亡率降低 39%。这意味着，在 60 岁前接受绝经激素治疗的女性不仅活得好，还活得更久。因此，不必纠结于绝经激素治疗某方面的利弊，全因死亡率就是能够反映绝经激素治疗获益和风险的全貌的最好指标。

▌ 常见问题解答 ▌

接受绝经激素治疗会发胖吗？

答案很明确，绝经激素治疗从整个群体上来讲不会令人长胖，但临床中确实存在个别患者接受治疗后长胖的情况，尤其是那些原来症状特别严重的人。

有一些女性会发生这样的情况，在绝经过程中，因为受症状的折磨，体重快速减轻。经过治疗以后，症状缓解了，吃得好、睡得香，也没有其他不适，所以体重恢复，这并不是因为药物使体重增加。

绝经激素治疗会不会令人成瘾？

成瘾指的是不需要用但还非得用，且停不下来。

绝经激素治疗并不是毒品，没有成瘾性。如果需要停药，是可以停止的。

但并不建议大家随意停药，一定要在专业的医生指导下进行。

绝经激素治疗，会导致子宫内膜癌吗？

在进行绝经激素治疗时，如果只给患者补充雌激素，时间长了以后，有子宫的女性可能会升高患子宫内膜癌的风险。但是我们现在给所有有子宫的女性补雌激素的同时都加用孕激素，只要孕激素加得足够，绝经激素治疗不会升高患子宫内膜癌的风险。

进行绝经激素治疗时，来月经与不来月经的方案，哪个更好？

其实不存在哪个方案更好，要看患者自身更适合哪个。

针对不同年龄段的女性、不同的绝经状态，医生会有不同的推荐。如果患者比较年轻，绝经时间比较短，或者还处于围绝经期，那么建议优先选择来月经的方案；如果是年长且已经绝经很久的女性，则建议选择不来月经的方案。

接受绝经激素治疗后乳腺疼痛，是不是得乳腺癌了？

接受治疗后，乳腺疼痛不是因为患了乳腺癌。通常乳腺癌跟乳腺疼痛并没有直接的关系，除非是晚期乳腺癌。

之所以会乳腺疼痛，是因为患者体内已经很久没有雌、孕激素的作用了，治疗后有了雌、孕激素的作用，乳腺才会胀、会疼。大家可以回想一下，自己年轻的时候，每次来月经前是不是也有这样的乳房症状？

其实只要了解了乳腺痛和癌症没关系，就不必过于担心。而且乳腺疼痛问题，通常会随着治疗时间的延长而逐步得到缓解。

如果疼痛特别严重，可以采用一些药物对症处理。

绝经激素治疗是持续使用，还是用一段停一段好？

总体上建议大家持续接受绝经激素治疗，保持比较稳定的雌激素水平。间断使用会人为地造成雌激素的波动。女性在更年期的很多症状，并不只是与雌激素水平下降有关，还与雌激素波动有一定的关系。

如果雌激素水平一直很低，比如，八九十岁的老年患者，她们反而不那么难受。更年期不适正是因为雌激素水平剧烈波动引起的，所以鼓励大家持续应用绝经激素治疗。

女性呵护笔记

1. 对于处于围绝经期或绝经后早期并且有明确指征的女性，绝经激素治疗利大于弊。

2. 合理应用绝经激素治疗可以改善更年期症状，提升女性的生活质量，还可以降低罹患某些远期并发症的风险。

3. 应用绝经激素治疗能够使骨骼获益，如果应用得当，还能保护心血管系统，降低结直肠癌和糖尿病发生的风险。